心臓が喜ぶ9つの習慣

老化を予防し若返る！

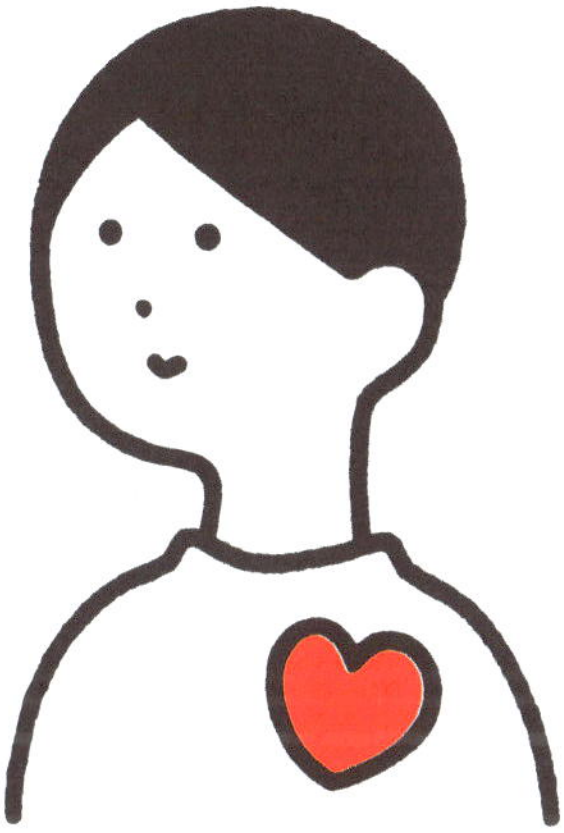

東北大学名誉教授・医師
山形県立保健医療大学理事長・学長
上月正博 監修

ナツメ社

はじめに

成人の心臓は重さ約２００～３００ｇで、握りこぶしほどの大きさです。そんな小さな心臓が全身の血管に、24時間３６５日血液を送り続けているのですから、心臓は驚くほどの働き者です。全身の血管をつなぎ合わせると、長さはなんと約10万km！　すなわち、地球２周半の距離に相当しますが、心臓から送り出された血液は、わずか30秒から１分ほどで全身の血管をめぐります。これもまた心臓のすごさといえるでしょう。

わが国は世界一の超高齢社会となり、保健医療の質や衛生環境は世界に誇れるものです。最近では「人生百年時代」という言葉も使われるようになりました。

人は生まれてきたときにはあまり差異はないのですが、年をとるにしたがって見かけも中身も個人差が大きくなります。それでは、なぜ人によって寿命は大きく異なるのでしょうか。最近ではこの寿命の差異に遺伝的な要因からの影響はそれほど強くなく、喫煙、生活習慣病、ストレスなど後天的要因の方が強いことが明らかになっています。

昔から「人は血管とともに老いる」といわれています。年を重ねると心血管疾患、具体的には、狭心症、心筋梗塞、心不全、不整脈など、心臓病の患者数が著増します。これらの心臓病は、寿命の長さに影響を及ぼします。では、「人生百年時代」を無事に迎えるためにはどうすればよいのでしょうか。

本書では、「心臓が喜ぶ9つの習慣」として、心臓病の予防法に焦点をあてて解説しています。心臓が喜ぶためには、心臓や血管に負担のかからない体（内臓や筋肉など）にしておく必要があります。人の体は食べたものでできているので、「食べ方」に大きな秘訣があるわけです。また、人の内臓機能や運動機能は、生活習慣病の有無や普段の運動の質・量に大きな影響を受けているので、「生活習慣の心がけ」や「運動方法」にも大きな秘訣があるわけです。

本書はこのような背景のもと、「心臓が喜ぶ9つの習慣」について、(1)心臓病の予防に関する最新の情報を盛り込む　(2)最新統計データを盛り込む　(3)特に進歩の目立つ効果的な運動・食事・生活習慣の項目を充実させる　(4)図版を多用し、わかりやすい記述にする、の4点を心がけて、責任をもって内容を吟味し、まとめたものです。

本書を折に触れて眺めていただければ、心臓病を予防するための最新の知識を簡単に獲得できます！　心臓病を予防することは直接長生きにつながります。

習慣は人の生き方そのものです。読者のみなさんが元気で生き生きと長生きできるよう祈りつつ、本書がそうしたみなさんの座右の書となれば、監修者としてこれに勝る喜びはありません。

東北大学名誉教授・医師
山形県立保健医療大学理事長・学長
上月正博

『心臓が喜ぶ9つの習慣　老化を予防し若返る！』

もくじ

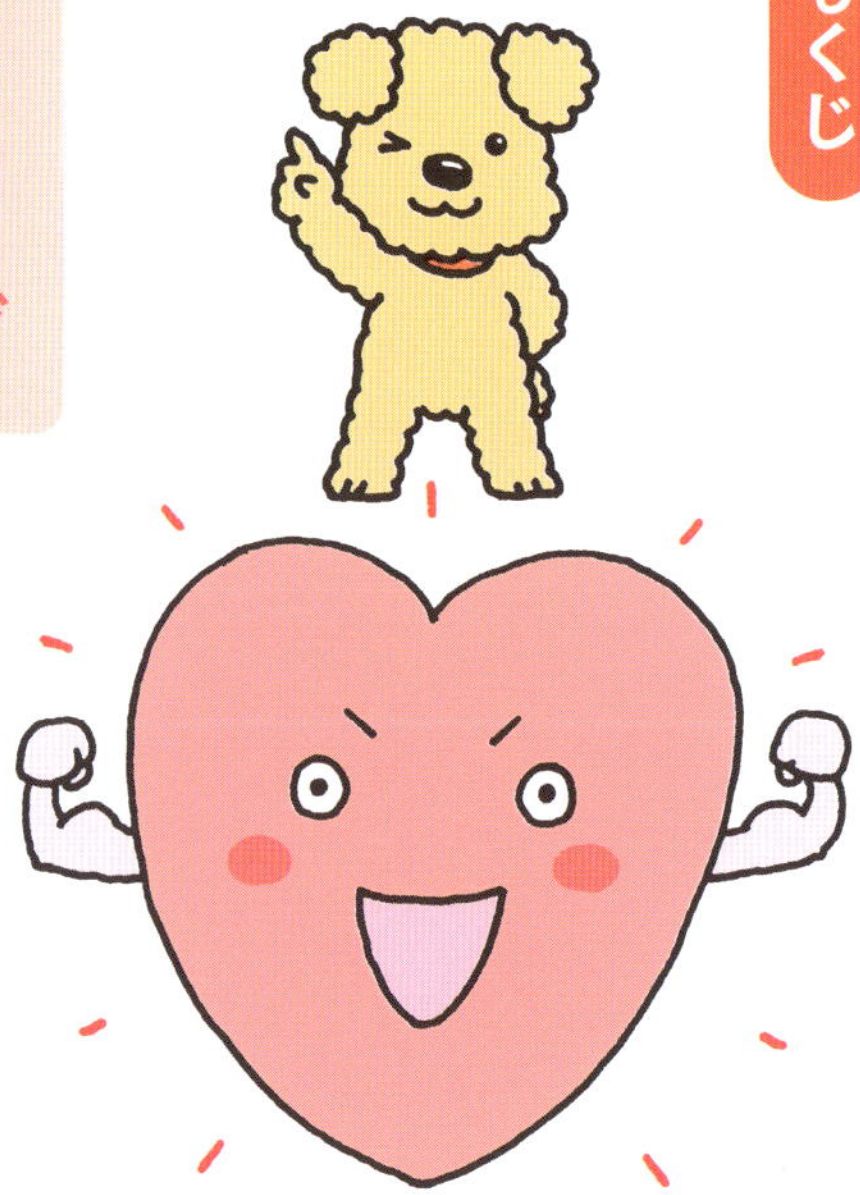

プロローグ

習慣1 〝座りっぱなし〟をやめる

少し動くだけで心臓病のリスクは下がる

習慣2 〝ながら筋トレ〟をする

全身の筋力をつけて、心臓をサポートする

習慣3 ウォーキングこそ最高の〝長寿薬〟

軽い有酸素運動が心臓を強くする

Column

習慣 4

ストレスから心臓を守る

ストレスを緩和して自律神経のバランスを保つ

習慣 5

心臓が嫌がる食べ物を避ける

食習慣を見直して、生活習慣病を遠ざける

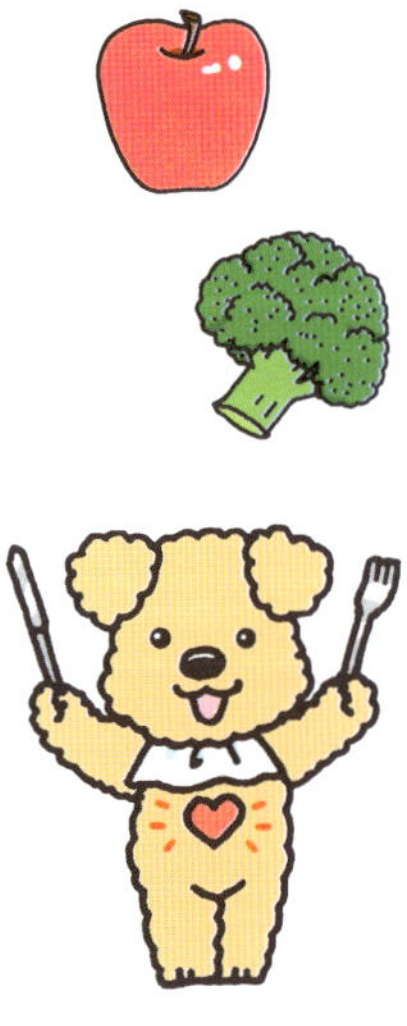

習慣 6

継続するコツをつかむ

〝安心感〟や〝喜び〟があると長く続けられる

習慣 7

睡眠は「時間」と「質」が大事

⇩心臓がゆっくり休息できる睡眠を確保する

習慣 8

血管年齢を進めさせない

⇩〝心臓や血管をダメにする要因を知る

習慣 9

健康チェックで心臓と向き合う

⇩命の要、「心臓」の状態を把握する

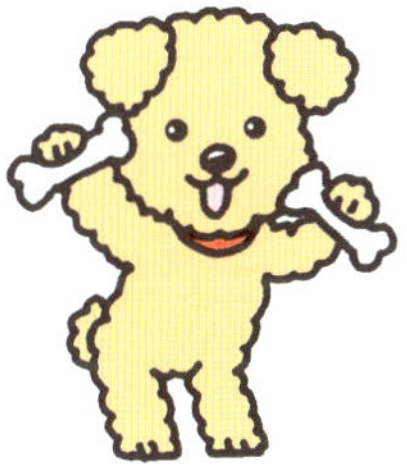

\\ あなたの心臓は大丈夫？ //

心臓病のセルフチェック

あなたはいくつ当てはまりますか？　✓が多いほど、将来心臓病になる可能性が高くなります。また、心臓の既往症がある人は、再発の危険度が高くなります。ドキッとした人は、心臓病はなぜこわいのか、どのように生活を変えていけば心臓が元気になるのかを知るためにも、本書を読み進めてみてください。

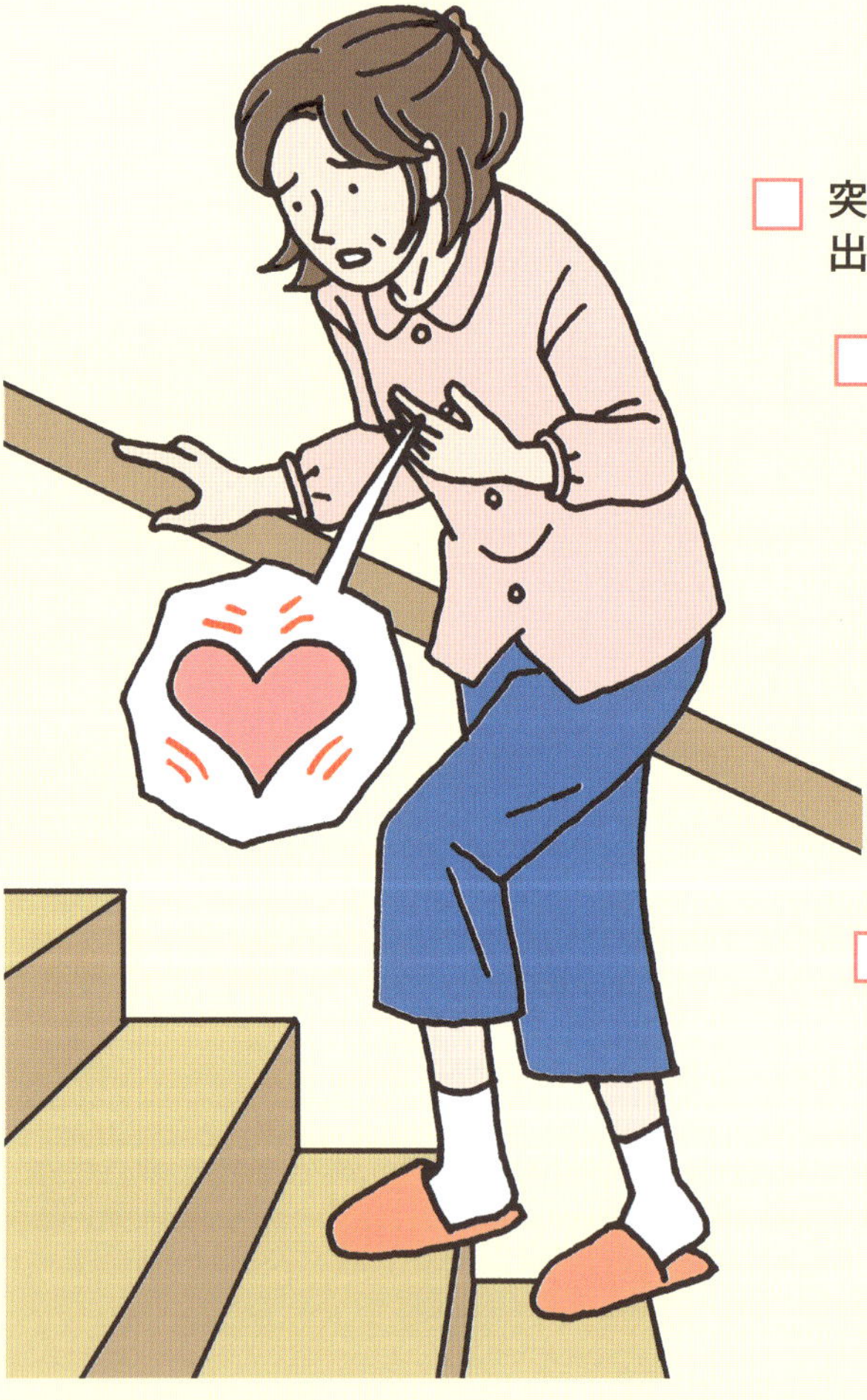

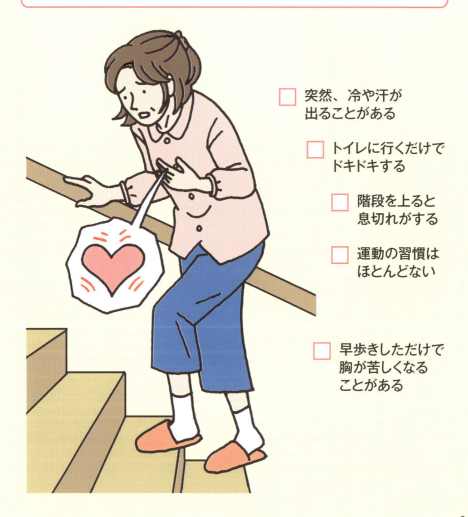

□ 突然、冷や汗が出ることがある

□ トイレに行くだけでドキドキする

□ 階段を上ると息切れがする

□ 運動の習慣はほとんどない

□ 早歩きしただけで胸が苦しくなることがある

- [ ] 突然脈が速くなって、一時的に胸が苦しくなることがある
- [ ] 家では、テレビの前にいることが多い
- [ ] お風呂のお湯は熱いほうが好き
- [ ] たばこを吸っている
- [ ] 外食やコンビニ食ですませることが多い

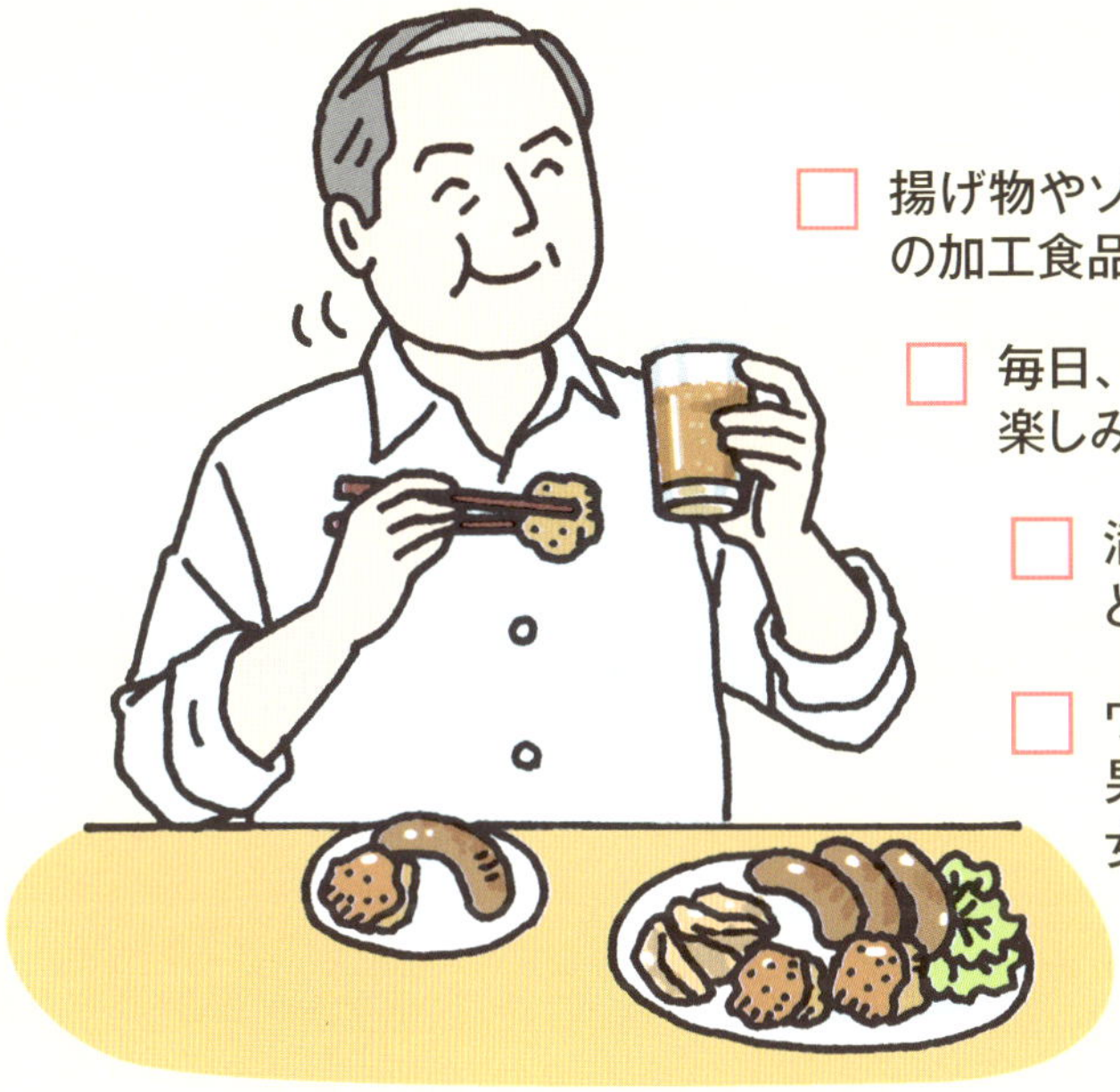

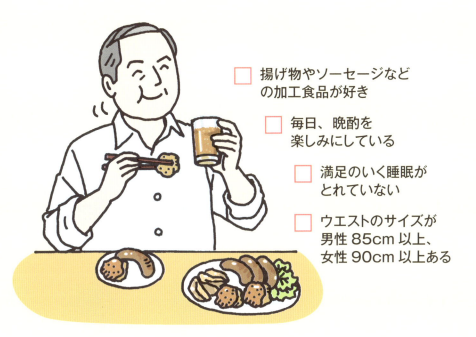

- [ ] 揚げ物やソーセージなどの加工食品が好き
- [ ] 毎日、晩酌を楽しみにしている
- [ ] 満足のいく睡眠がとれていない
- [ ] ウエストのサイズが男性 85cm 以上、女性 90cm 以上ある

- [ ] 駅ではいつもエスカレーターに乗ってしまう
- [ ] 足がむくみやすくなった
- [ ] 胸が締めつけられるような痛みを感じたことがある
- [ ] 責任感が強く、毎日忙しく働いている

健康診断で「心臓に異常なし」でも油断してはいけません！

“ある日突然”がこわい心臓病

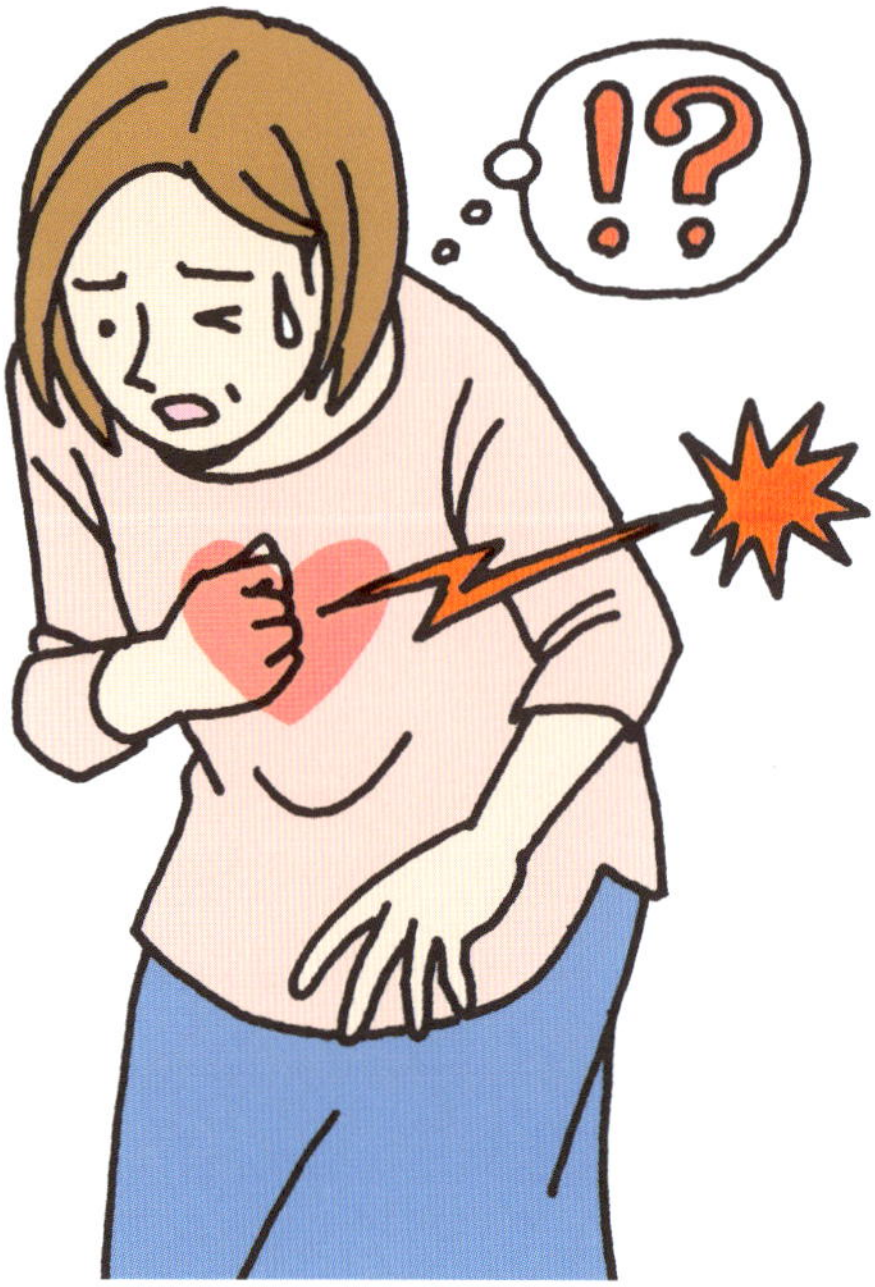

それまでまったく予兆がなくても、ある日突然、心臓病の発作に襲われることがある。そのまま命を落としてしまうケースも。

気になる症状を
年のせいにしていませんか？

- □ 年だから体力が落ちて疲れやすいのは仕方ない
- □ 最近忙しいからだろう
- □ 寝不足だからだろう
- □ 狭心症などの症状が起きたことはないから大丈夫だろう

増える心疾患の死亡率

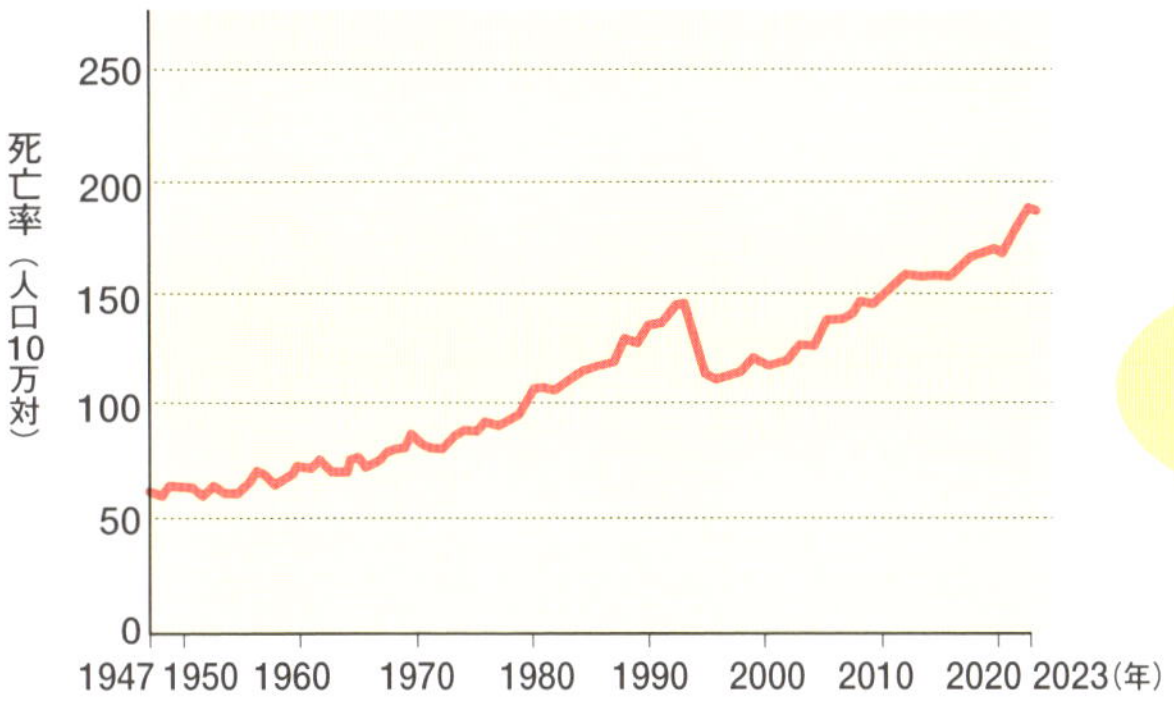
死亡率（人口10万対）
250
200
150
100
50
0
1947 1950 1960 1970 1980 1990 2000 2010 2020 2023（年）

心疾患の死亡率は
右肩上がり
なんだワン！

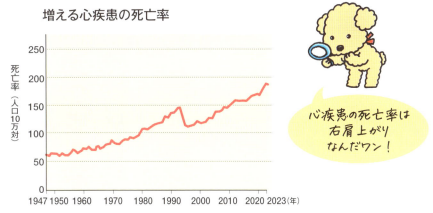

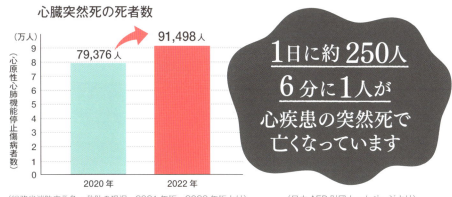

（厚生労働省 2023年人口動態統計月報年計（概数）の概況より一部改変）

心臓突然死の死者数

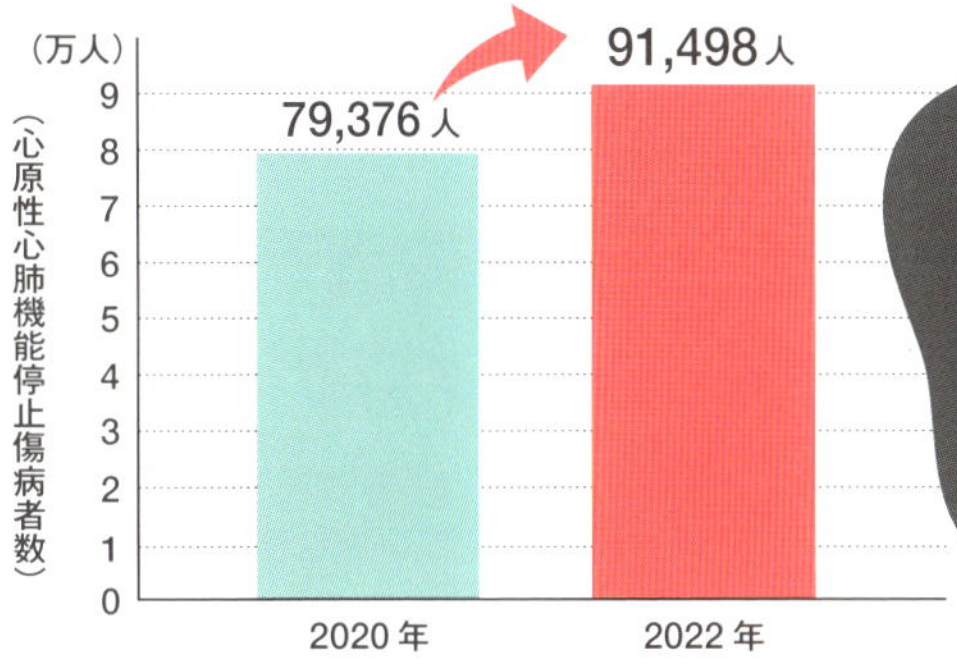
（万人）
（心原性心肺機能停止傷病者数）
9
8
7
6
5
4
3
2
1
0
79,376人
91,498人
2020年
2022年

（総務省消防庁救急・救助の現況　2021年版、2023年版より）

1日に約250人
6分に1人が
心疾患の突然死で
亡くなっています

（日本AED財団ホームページより）

心電図やエコー検査で発見できないものもある

特に気になる症状がなければ、心臓は元気なのでしょうか？**実は心臓病を発症した患者さんには、それまでまったく予兆がなかったという人が多いのです。**心電図やエコー検査で発見できない異常もあり、健康診断で異常なしでも、油断は禁物です。

心臓病がこわいのは、ある日突然発症し、そのまま命を落とす可能性があること。**日本では年間約9.1万人が心臓病の突然死で亡くなっています。**誰にとっても他人ごとではない病気です。

50歳以上は要注意！ 心臓も老化することを忘れてはいけません

心臓の老化は20歳から始まっている

● 心臓を養う血管に動脈硬化が起こる

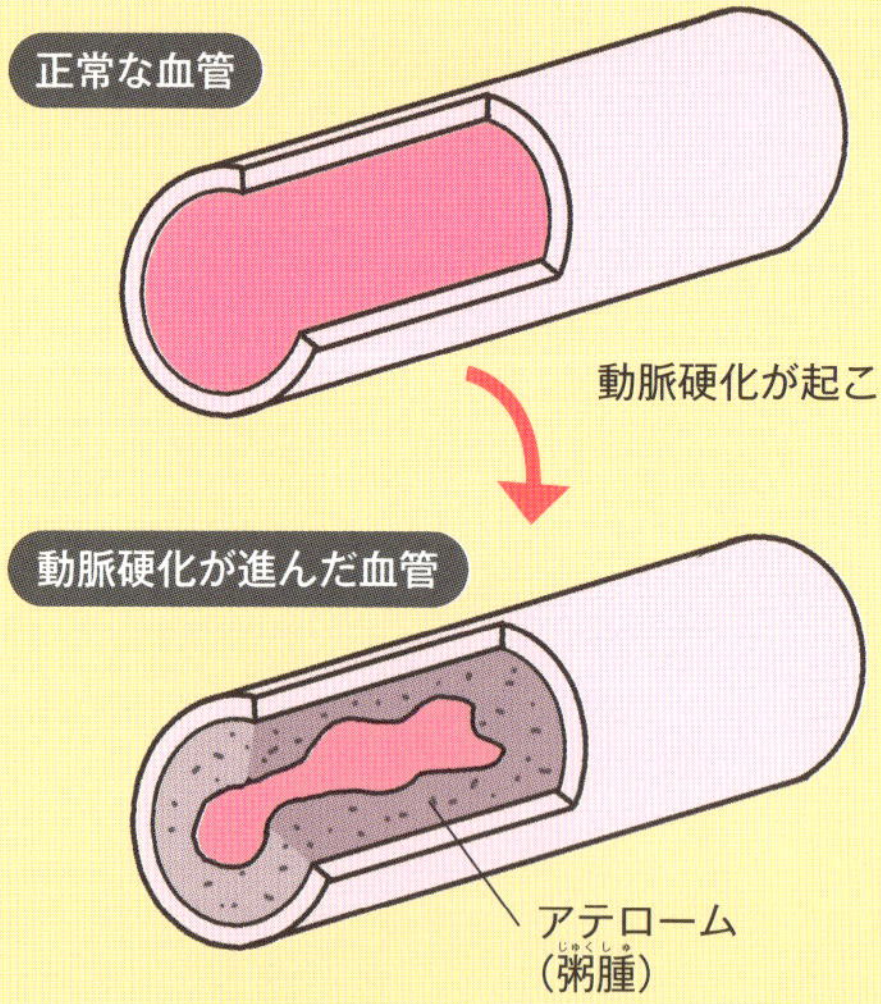

心臓は、その表面を覆う「冠動脈」を介して、酸素や栄養を受け取っている。加齢などで冠動脈の動脈硬化が進むと、心臓が酸素不足になり、命にかかわる危険な状態に陥ることもある（→ P14）。

年を重ねるほど心臓の負担は大きくなる

心臓は生まれたときから、1秒も休むことなく、働き続けています。そのため、年を重ねるごとに、心臓への負担は大きくなっていきます。**心臓に栄養を与える冠動脈に動脈硬化が起こったり、心筋などの機能も次第に落ちてきたりするの**です。

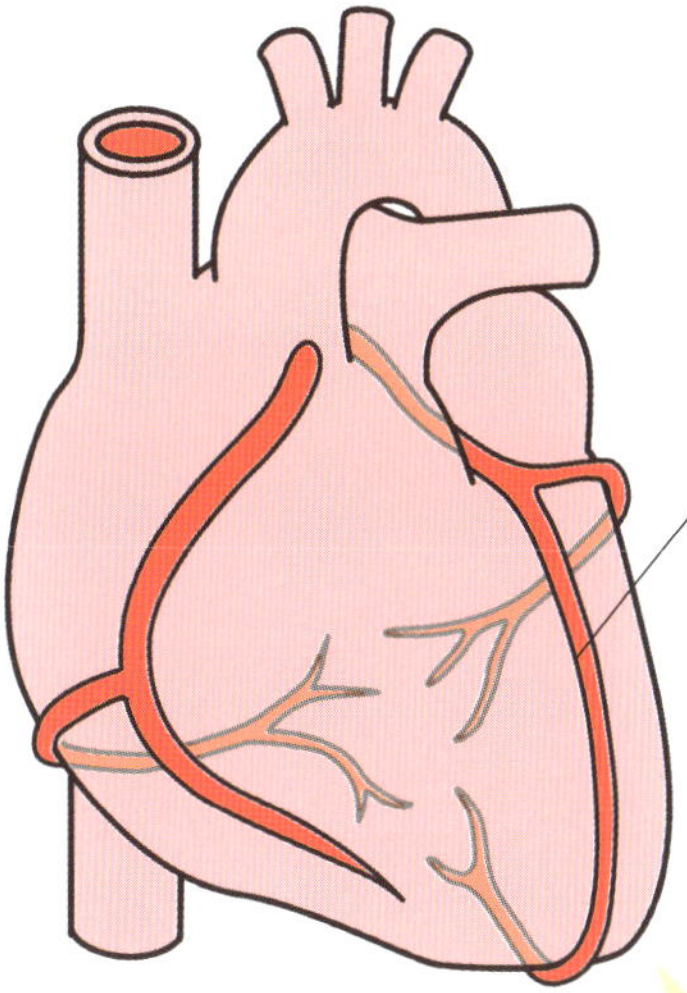

● 血液の逆流を防ぐ弁の調子が悪くなる

血液の流れを一定方向に保つ弁の機能が衰えると、心臓内で逆流が起こりやすくなる。心臓のポンプ機能や拍動のリズムにも悪影響を及ぼす（→ P21）。

● 心筋の老化で血液を送り出す機能が落ちる

心臓は“筋肉のかたまり”。全身の筋肉同様、適切に使われていないと、次第に働きが衰えてくる。その結果、全身に血液を送り出すポンプ機能も弱くなる。

● 拍動のリズムや速さに変化が見られる

心臓は一定のリズムで収縮と拡張をくり返し、全身に血液を送り出している。このシステムが衰えると、拍動のリズムが乱れる、拍動が速くなる、あるいは遅くなるといった症状が見られるようになる（→ P15）。

該当項目をチェック！

生活習慣病などの危険因子が増えるほど、心臓病対策が早急に必要になる。

- □ 高血圧である
- □ 脂質異常症である
- □ 糖尿病である
- □ 高尿酸血症である
- □ 家族のなかに心臓病の人がいる
- □ 肥満気味だ
- □ 50歳以上である
- □ 喫煙している
- □ 慢性腎臓病である

50歳以上では、高血圧や脂質異常症、糖尿病などになる人が増えてきます。危険因子が多いほど、心臓病のリスクも高くなることを知っておきましょう。

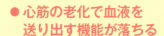

他人ごとじゃない！
心臓病は予兆なく訪れます

中高年齢者に多い心臓病

気がつかない
うちに進行

冠動脈疾患
狭心症・心筋梗塞

血管がつまりかける（アテローム硬化）→狭心症

冠動脈にコレステロールなどがたまって、粥状のこぶ（アテローム）ができる。内腔が狭くなり、心筋が酸欠状態に陥る。発作は運動時に起こりやすい。

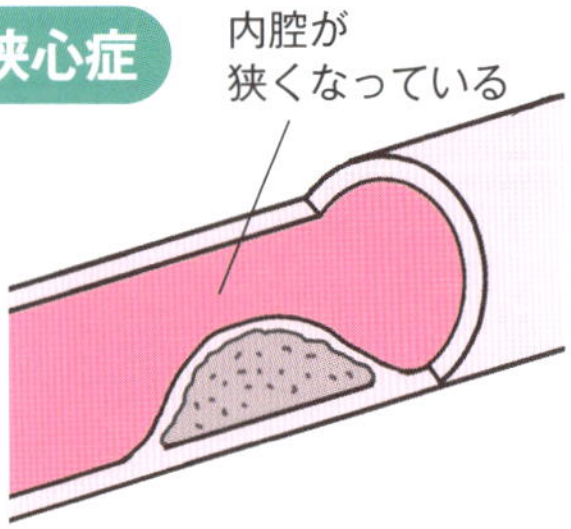
内腔が
狭くなっている

けいれんによって起こる（冠れん縮）→狭心症

冠動脈のけいれんで血管が狭くなり、心筋が一時的に酸欠状態に陥る。夜間や早朝などの安静時に起こりやすい。適切に対処すれば数分～十数分で治まる。

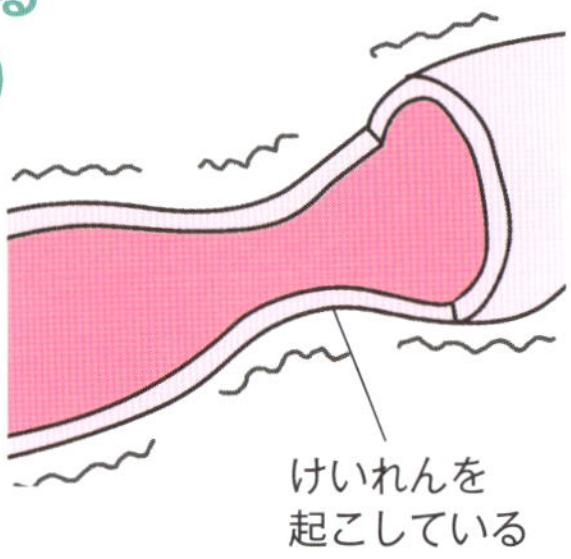
けいれんを
起こしている

血管がつまる→心筋梗塞

アテロームを覆う膜が破れて血栓ができ、冠動脈がつまる。酸素が供給されなくなり、心筋が壊死に陥る。激しい胸の痛みが30分以上続き、死に至ることもある。

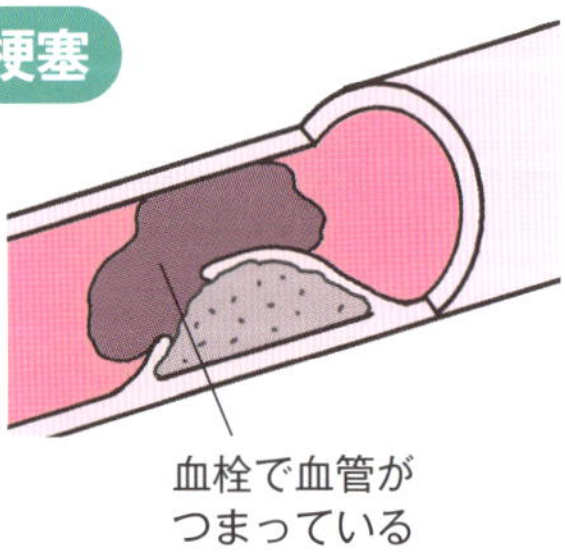
血栓で血管が
つまっている

軽度だと症状が現れにくい

弁膜症

血液の逆流を防ぐ「弁」の異常により、心臓のポンプ機能（→ P21）が低下する。弁の閉まりが悪くなる「閉鎖不全症」と弁の開きが悪くなる「狭窄症」がある。

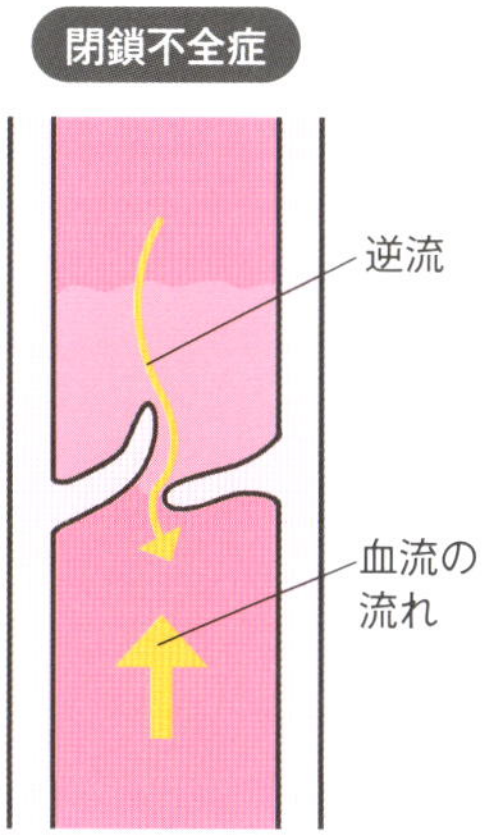
閉鎖不全症
逆流
血流の流れ

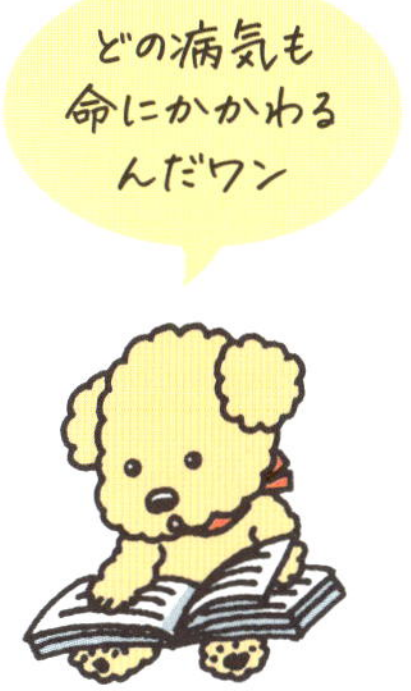
どの病気も命にかかわるんだワン

心臓に原因があると気づかないことも

心不全

加齢や心臓病などで、心臓のポンプ機能（→ P21）が低下した状態。収縮する力が弱くなる「ヘフレフ」と、拡張する力が弱くなる「ヘフペフ」がある。

突然死につながる不整脈もある

不整脈

拍動をコントロールする刺激伝導系（→ P21）に異常が生じ、心拍のリズムや速度に乱れが生じる。治療が不要なものもあれば、命にかかわる危険なものもある。

冠動脈疾患の70％は予兆がなかった

中高年齢者がまず**注意しなければならない心臓病は、狭心症や心筋梗塞などの「冠動脈疾患」**です。動脈硬化をベースに発症しますが、**動脈硬化の自覚症状はまずありません**。気づかないまま進行し、ある日突然、発症するケースがほとんど。冠動脈疾患の70％は予兆がなかったといわれています。

また、弁膜症、不整脈の一部も、進行すると、最終的にポンプ機能が低下して心不全に至ります。

性格や行動を4つのタイプに分類。**心臓病になりやすいタイプ**がわかっています

タイプAだけじゃない 最近はタイプDも要注意

性格や一定の行動パターンを4つのタイプに分けたのが上の図です。心臓病のリスクについては、行動や性格的な面からも研究が行われていて、どのようなタイプが心臓病を発症しやすいのか、その関係性についても注目されています。

あなたはどのタイプ？

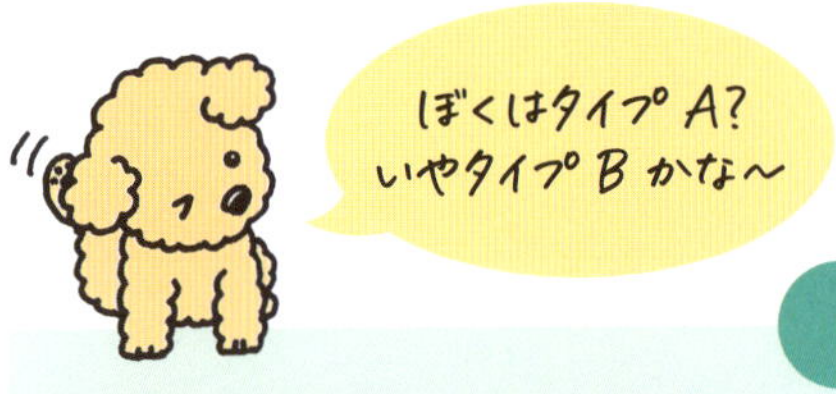
ぼくはタイプA?
いやタイプBかな～

タイプA

真面目で責任感が強い

真面目で、責任感の強い頑張り屋。負けず嫌いのうえ、せっかちで先へ先へと突っ走ろうとするため、周囲と歩調が合わず、トラブルになることも。

タイプB

穏やかで落ち着いている

穏やかで落ち着いた性格。他人と競争せず、常に自分のペースで物事に取り組む。ストレスがたまりにくく、タイプAに比べて心臓病のリスクは低いとされる。

タイプC

几帳面で真面目

几帳面で真面目な性格。自分の気持ちよりも周囲との調和を優先するため、ストレスがたまりやすい。がんになりやすい性格ともいわれている。

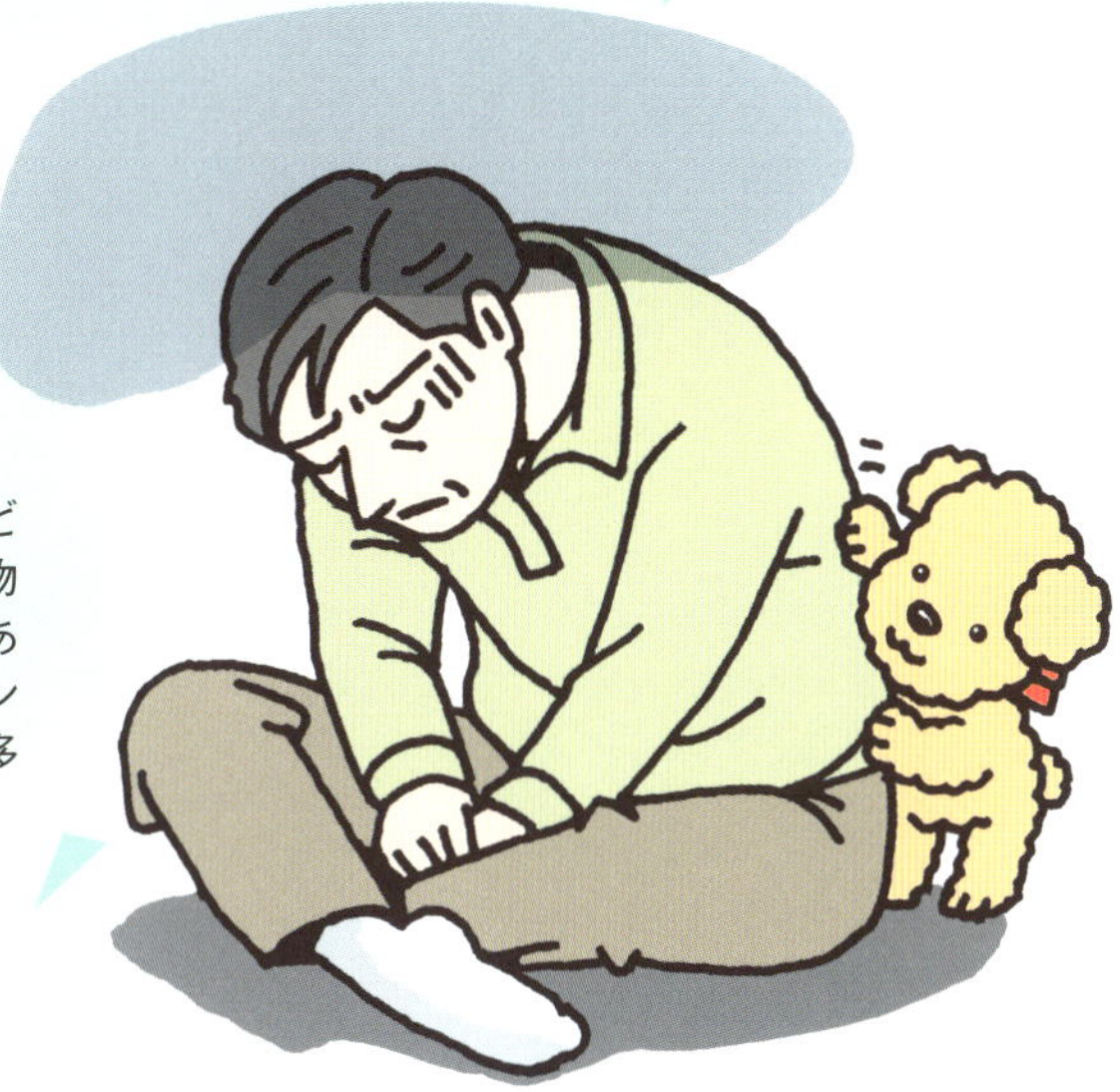

タイプD

不安を覚えやすい

落ち込みや不安、イライラなどのネガティブな感情が強く、物事を悲観的にとらえる傾向がある。人とのコミュニケーションや感情表現が苦手。日本人に多いといわれている。

従来、心臓病になりやすい性格として挙げられていたのが「タイプA」。真面目で向上心が強く、前へ前へと突進するタイプです。深夜まで仕事に没頭していたモーレツ社員が突然、心臓病で亡くなるというケースは典型的なタイプAでしょう。

しかし近年、**日本人の場合はタイプAではなく、むしろ「タイプD」のリスクの方が高い**のではないか、といわれています。

タイプDはネガティブな感情が強く、対人関係に不安を抱える内向的な性格で、ストレスを抱え込みやすい特徴があります（→P70）。

心臓を長持ちさせたいなら、**安静にしていてはダメ**なんです！

運動するほど死亡率は下がる

1日90分までなら、運動時間が長いほど死亡率は下がる。1日あたりの運動時間を15分から30分にのばせば、死亡率を約4％低下させることができる。

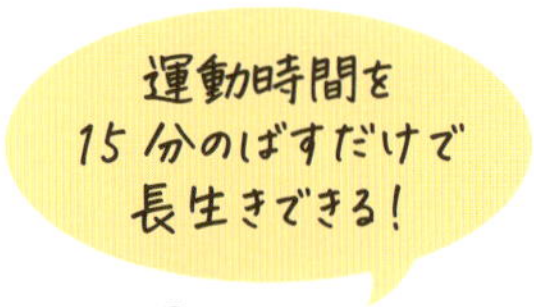

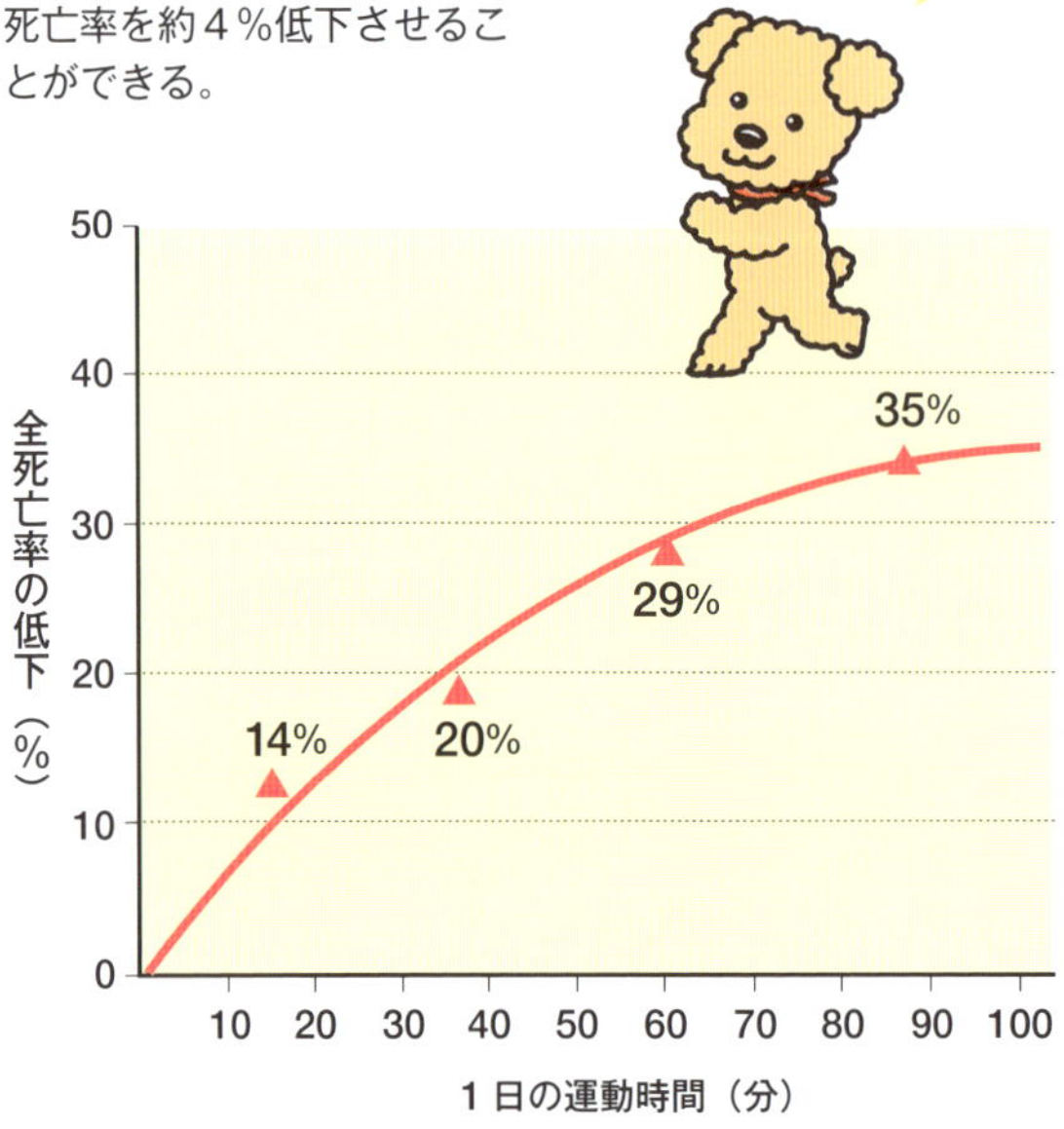

（Wen CP, et al. Lancet 2011;378:1244-1253 より一部改変）

運動したほうが長生きできる

ひと昔前、心臓病の治療は「安静が第一」でした。しかし長期の安静で、筋力が衰えて歩けなくなる人が続出。さらに**過度の安静で、骨や内臓、脳など全身の機能も低下してしまうことがわかってきました（廃用症候群）**。現在は「運動をしたほうが長

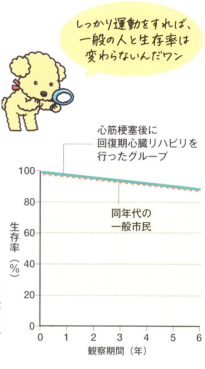

運動(リハビリ)の有無で生存率に大きな差が

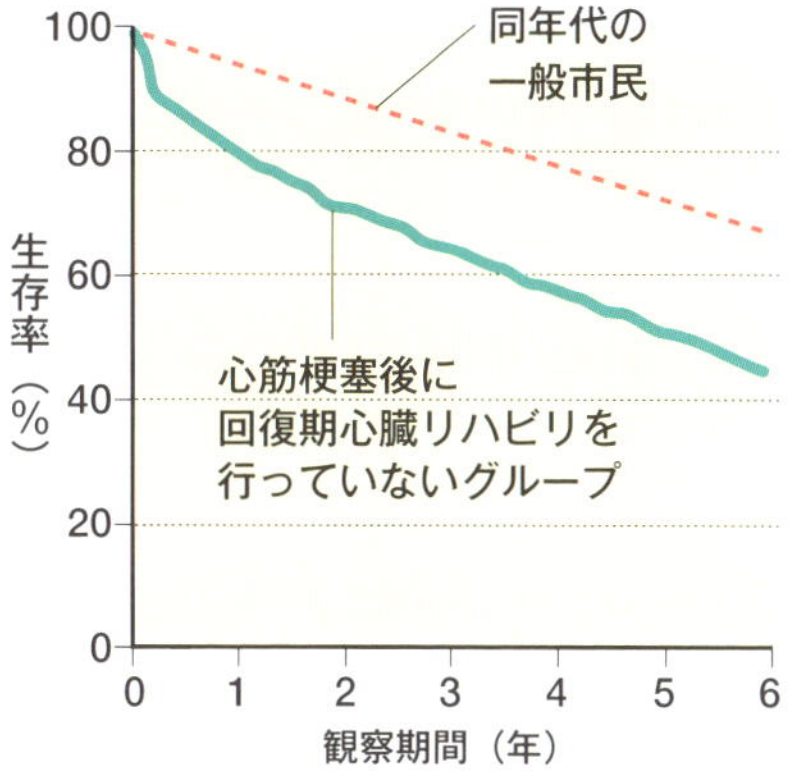

心筋梗塞発症後、血管内治療と急性期リハビリ（発症～１、２週間後まで実施）だけを行ったグループは、同年代の一般市民に比べて明らかに生存率が低い。

しっかり運動をすれば、
一般の人と生存率は
変わらないんだワン

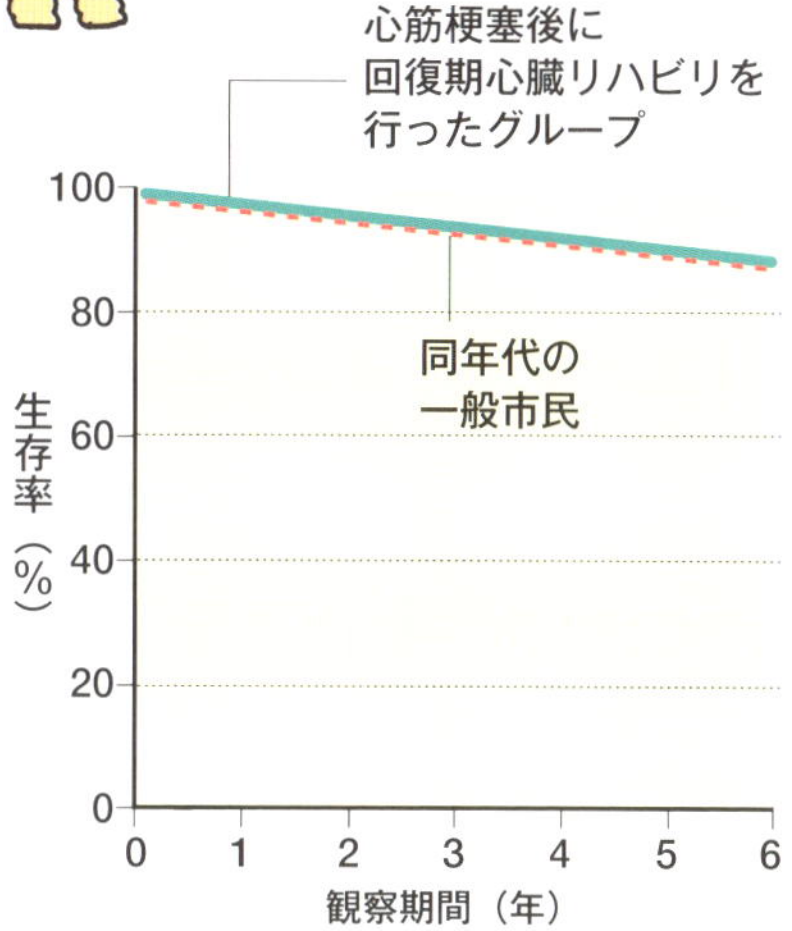

心筋梗塞発症後、血管内治療と急性期リハビリに加え、退院後も６か月間の回復期リハビリを行ったグループは、同年代の一般市民と生存率はほぼ同じ。

（Witt BJ, et al. J Am Coll Cardiol.2004;44:988-996 より一部改変）

生きできる」というのが、心臓病治療の常識となっています。

体を動かすことは薬の効果に匹敵する

「そうはいっても、運動には、薬ほどの効果はないよね」と思う人がいるかもしれません。

急性心筋梗塞を対象とした研究では、運動（リハビリ）によって総死亡数が26％低下、心疾患による死亡率は36％低下。再発は47％も低下したと報告されています。これは、**急性心筋梗塞の治療薬の効果に匹敵する**ものです。**運動はれっきとした〝治療〟**だといえるのです。

3つのメンテナンスを心がければ、弱った心臓でも元気になります

弱った心臓も習慣を変えれば元気になる

「運動を全然していないから、心臓が心配」という人も悲観することはありません。車と同じように、**心臓もメンテナンスをきちんとしてあげれば、元気になります**。そのためには、日々の過ごし方が大切。9つの習慣で心臓を元気にしましょう。

必要なメンテナンスは3つ

1 適度な運動でポンプ力をつける

➡ 習慣1、2、3、6へ

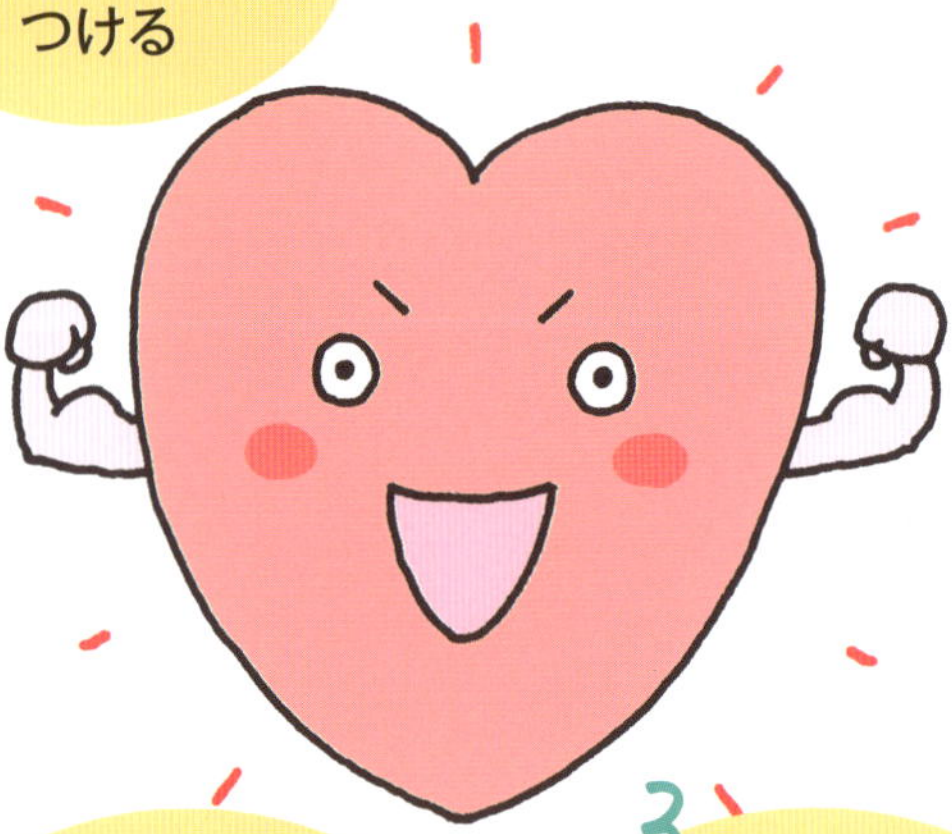

2 急激な変化に気をつけ、むくみや筋力をチェックする

➡ 習慣4、9へ

3 心臓を養っている血管をつまらせない

➡ 習慣4、5、7、8へ

心臓のしくみ

ポンプの働き

心臓は、まるでポンプのように収縮と拡張をくり返し、全身に血液を循環させている。肺を経由した血液は左心房から左心室に入り、全身へ送られる。全身をめぐった血液は、右心房から右心室へ流れ込み、肺へ送られる。

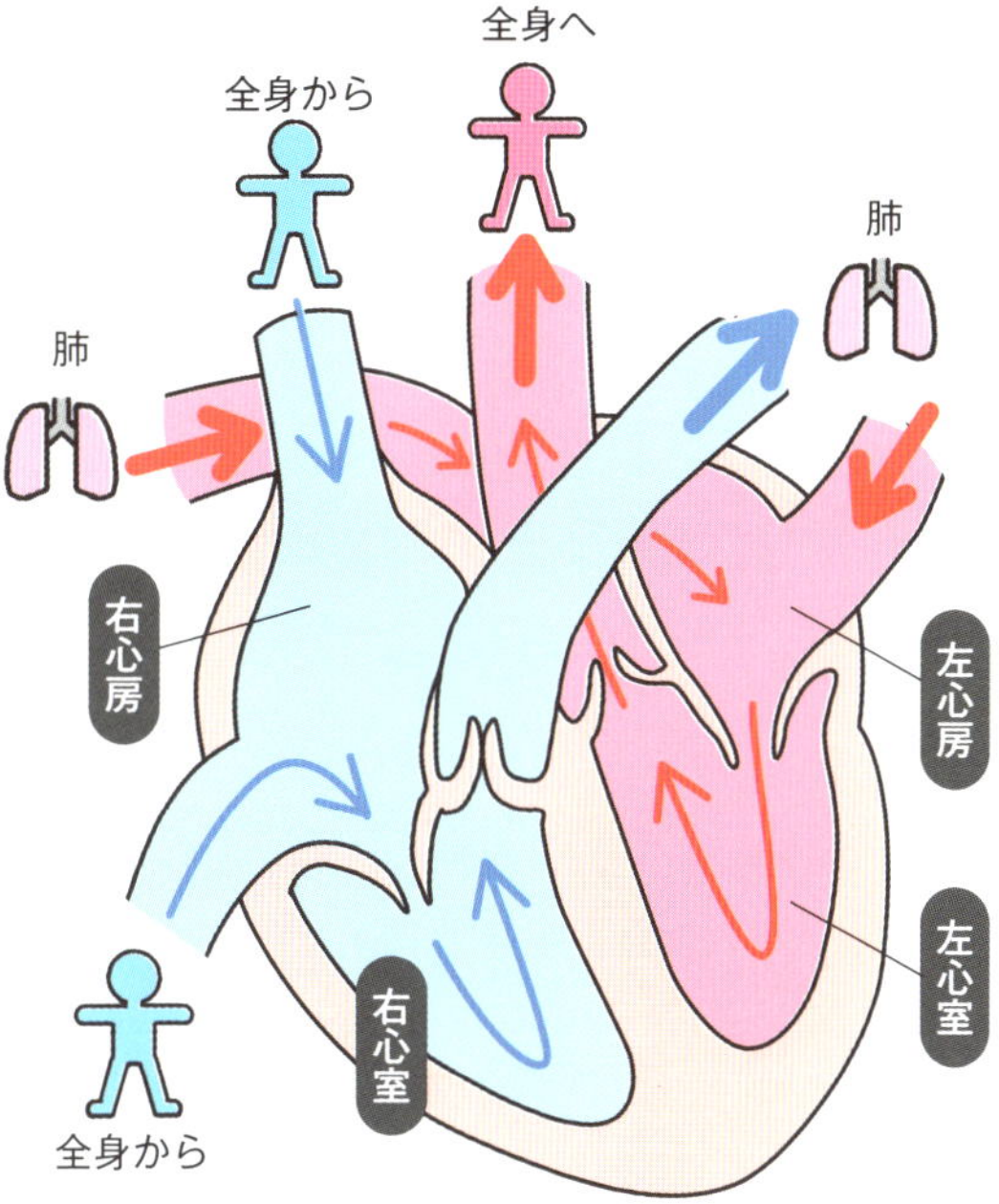

電気信号で自動的に収縮する

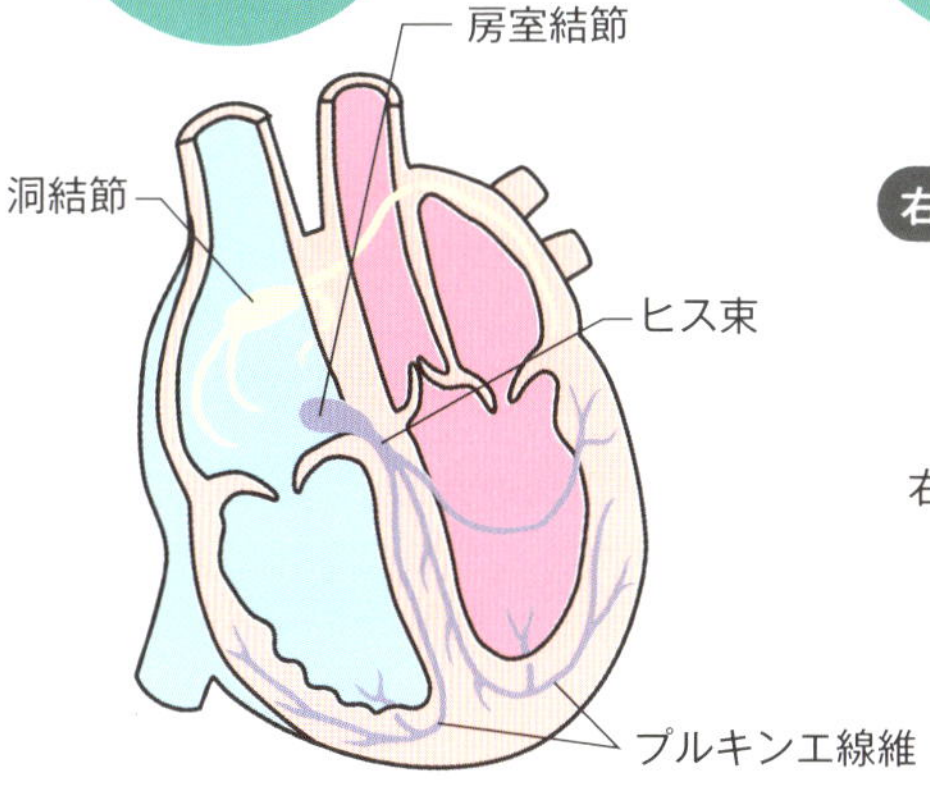

心臓の拍動は、電気信号でコントロールされている。まず洞結節《どうけっせつ》で電気信号が生じ、房室結節《ぼうしつけっせつ》からヒス束、プルキンエ線維へと伝えられ、それに応じて心筋が収縮する（刺激伝導系）。

冠動脈から栄養を与えられている

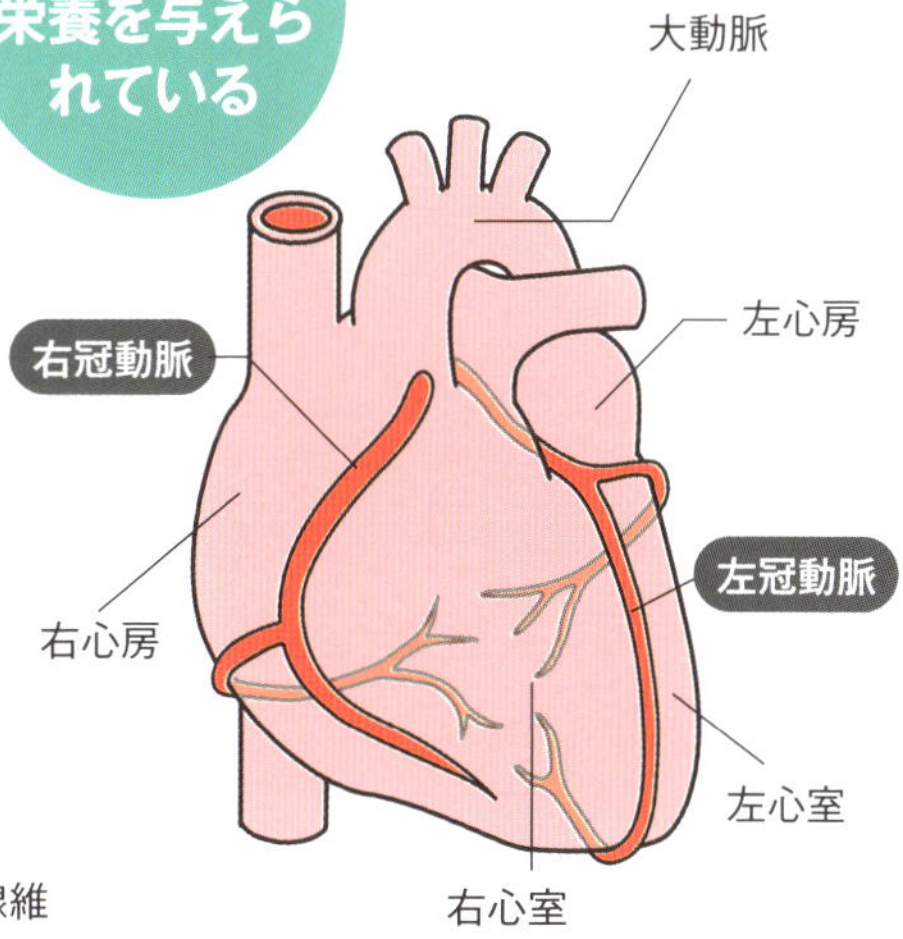

冠動脈は心臓の表面を走る血管で、心臓の筋肉に血液を送り、酸素や栄養を供給する役割を担う。大動脈の根元で「右冠動脈」と「左冠動脈」に分かれている。

Q1

30歳以上の人が3日間動かずに過ごすと、
体はどのように変化するでしょうか。

A　3日程度では変わらない

B　筋肉量や筋力が落ちて、1～2歳老化する

C　筋肉量や筋力が落ちて、3～6歳老化する

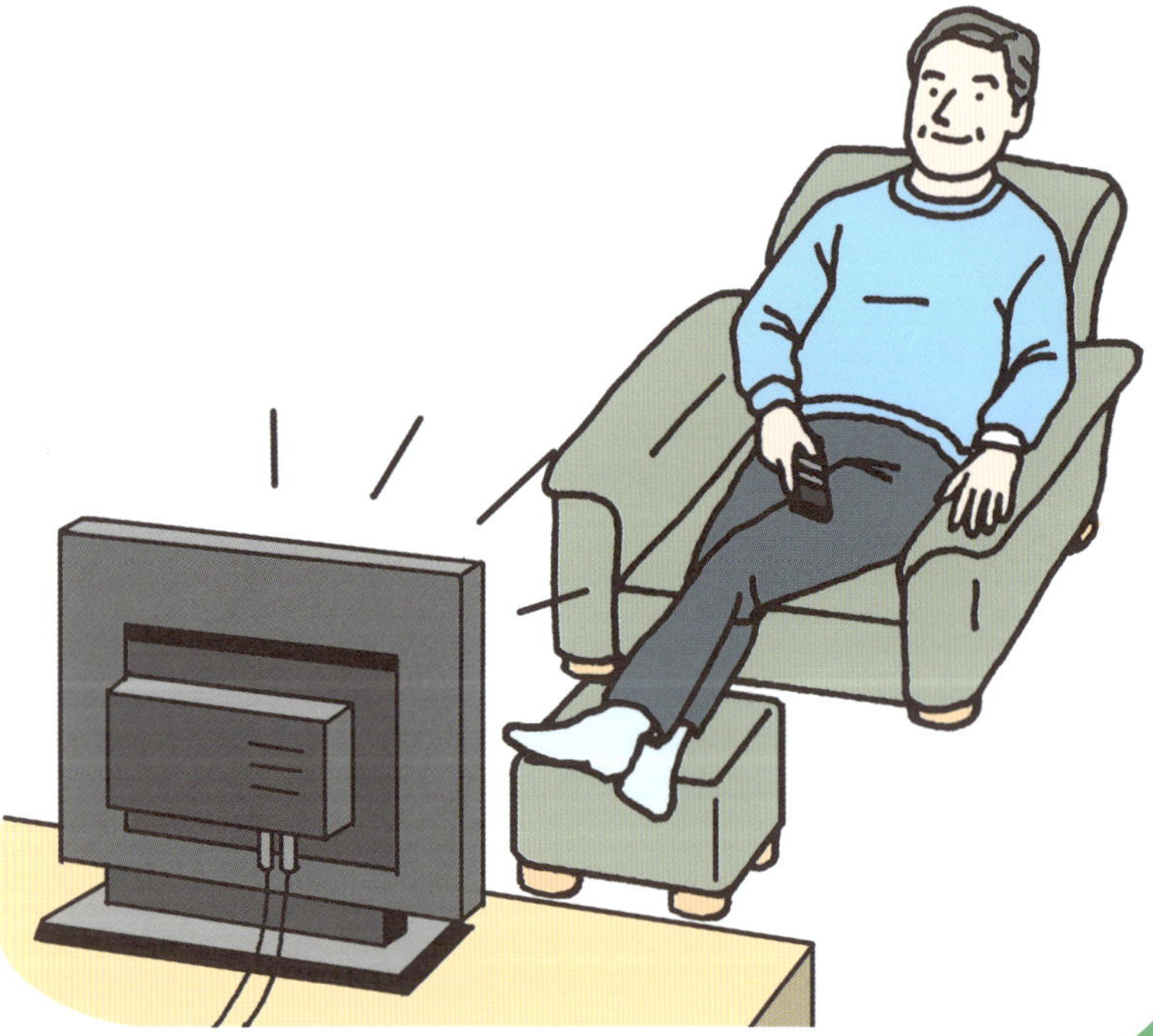

習慣≫1

“座りっぱなし”をやめる

⬇少し動くだけで心臓病のリスクは下がる

答え C

３日間の安静で筋肉量や筋力は３～６％低下する。これは30歳を超えた人の、３～６歳分の老化に相当する。

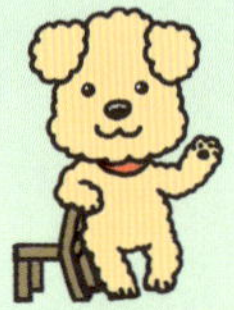

座りっぱなしが心臓を弱くする

座っている時間の長さが心臓病のリスクを上げる

「座りっぱなしのリスク」が世界で初めて報告されたのは、今から約70年前の1953年のこと。イギリスのモーリス博士が、2階建てロンドンバスの運転手と車掌の心臓病リスクについての研究を発表しました。同じバスで働いているのにもかかわらず、運転手のほうが、心臓病の発症率も死亡率も明らかに高いことがわかったのです。

長時間、座りっぱなしで運転する運転手に対し、車掌は立ちっぱなし、歩きっぱなしで、しかも1階と2階を頻繁に行き来します。この**運動量の違いが、心臓病リスクに影響している**と考えられます。つまり、**座っている時間が長いほど、心臓病のリスクは高くなる**のです。

高齢者は特に深刻な問題に陥りやすい

高齢者の場合、「座りっぱなし」は、体力や筋力にも深刻な悪影響を及ぼします。よくあるのが、もともと体力や筋力が衰えていた高齢者が、1〜2週間入院したところ、退院時には歩けなくなっていたというケース。病気は治ったのに、自立した生活ができないのでは、元も子もありません。座りっぱなしの時間は1分でも短くすべきです。

"座りっぱなし"と"立ち作業"ロンドンバス研究

● 1953年のロンドンバスでは……

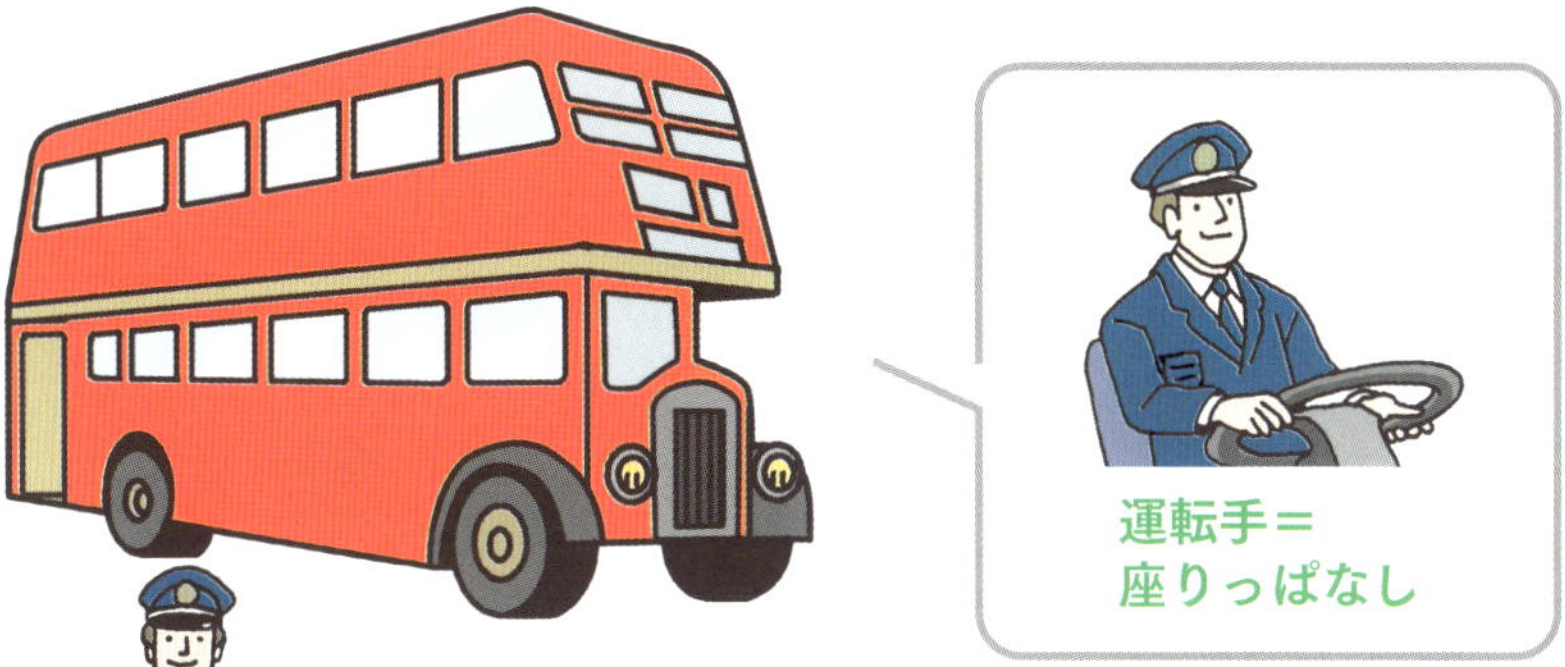

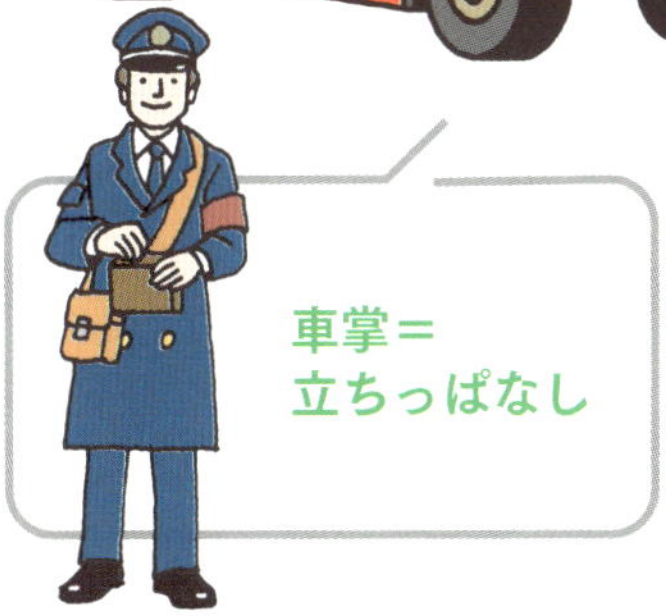

下図はバスの運転手と車掌で、心臓病の発症率と死亡率を比較したグラフ。座りっぱなしの運転手は、立ちっぱなしの車掌より、心臓病の発症率も死亡率も高く、特に55歳以上は差が大きくなる。

ロンドンバスの運転手と車掌の心臓病発症率と死亡率

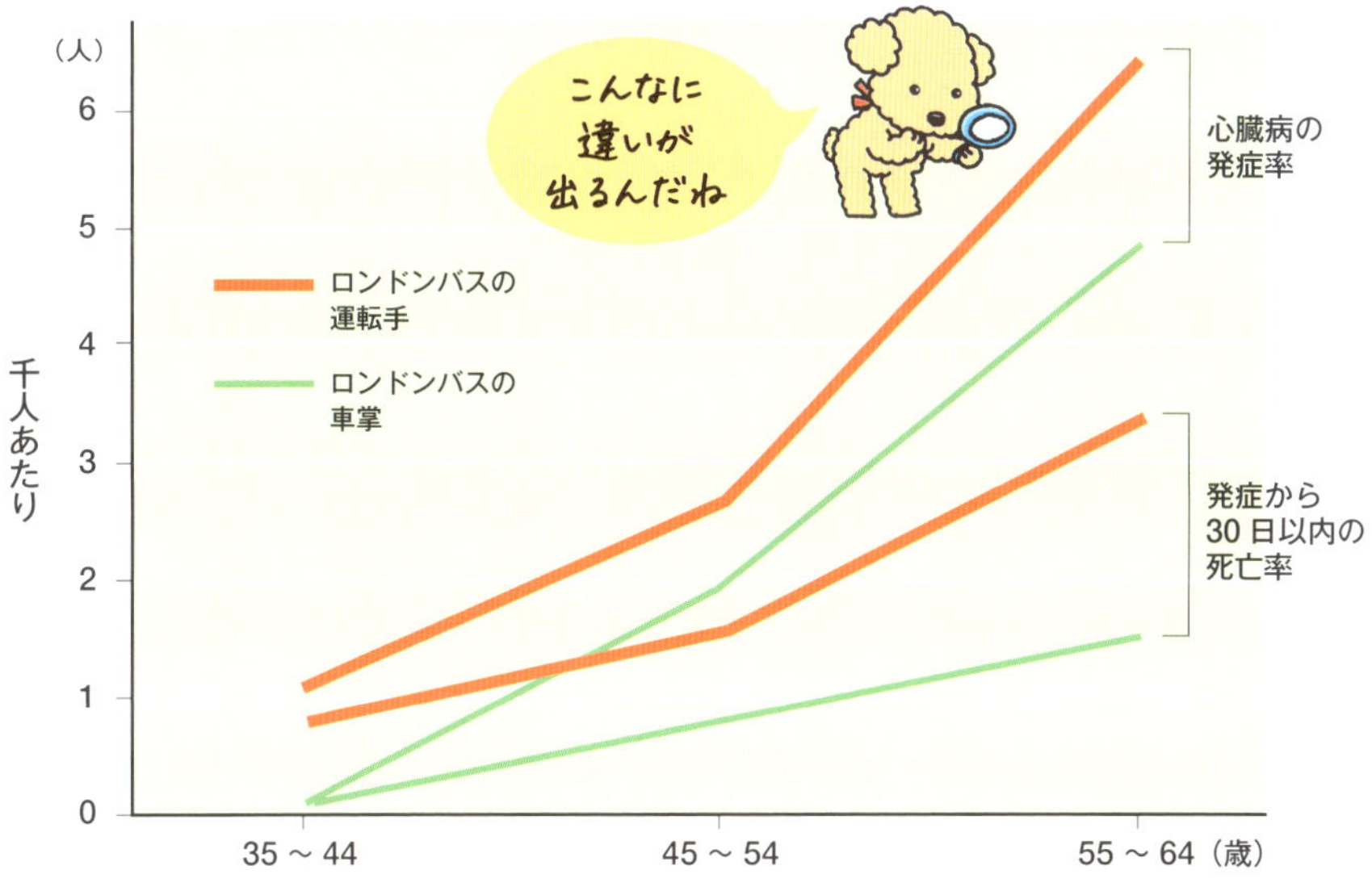

(Morris JN, et al. Lancet 1953;262:1111-1120)

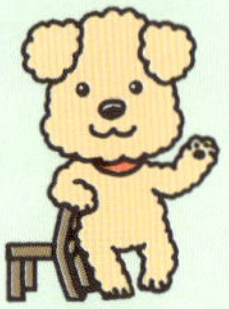

1時間に1回、立ち歩きの習慣を

運動不足が続くとかえって心臓の仕事量が増える

体調を崩してしばらく寝込んだ後は、トイレに行くだけで、ドキドキしたり疲れたりしてしまうことがあります。寝込む前は問題なかったのに、なぜ疲れてしまうのでしょうか。これは、心臓が送り出す血液量（拍出量）が関係しています。

安静時は、体はさほど酸素を必要としないので、心臓の拍出量も少なくてすみます。心臓はいわば〝省エネモード〟で動いているわけです。

活動を始めると、体は多くの酸素を必要とするため、心臓は拍出量を増やさなければなりません。

しかし、**長く省エネモードで運転していた心臓は、すぐに拍出量を増やすことができません。**拍動の回数を増やすことで何とか対応します。**それが動悸や息切れ、疲れとして現れてくる**のです。

省エネモードのままはダメ。心臓に適度な負荷をかける

体を動かさず、心臓を省エネモードのままにしていると、心臓はどんどん弱ってしまいます。**体を動かす機会を増やし、心臓を活動モードに慣らしておくことが大切**です。まずは〝座りっぱなし〟をやめることから始めましょう。**1時間に1回は「立って動く」**ことを意識してみてください。

運動不足の悪循環

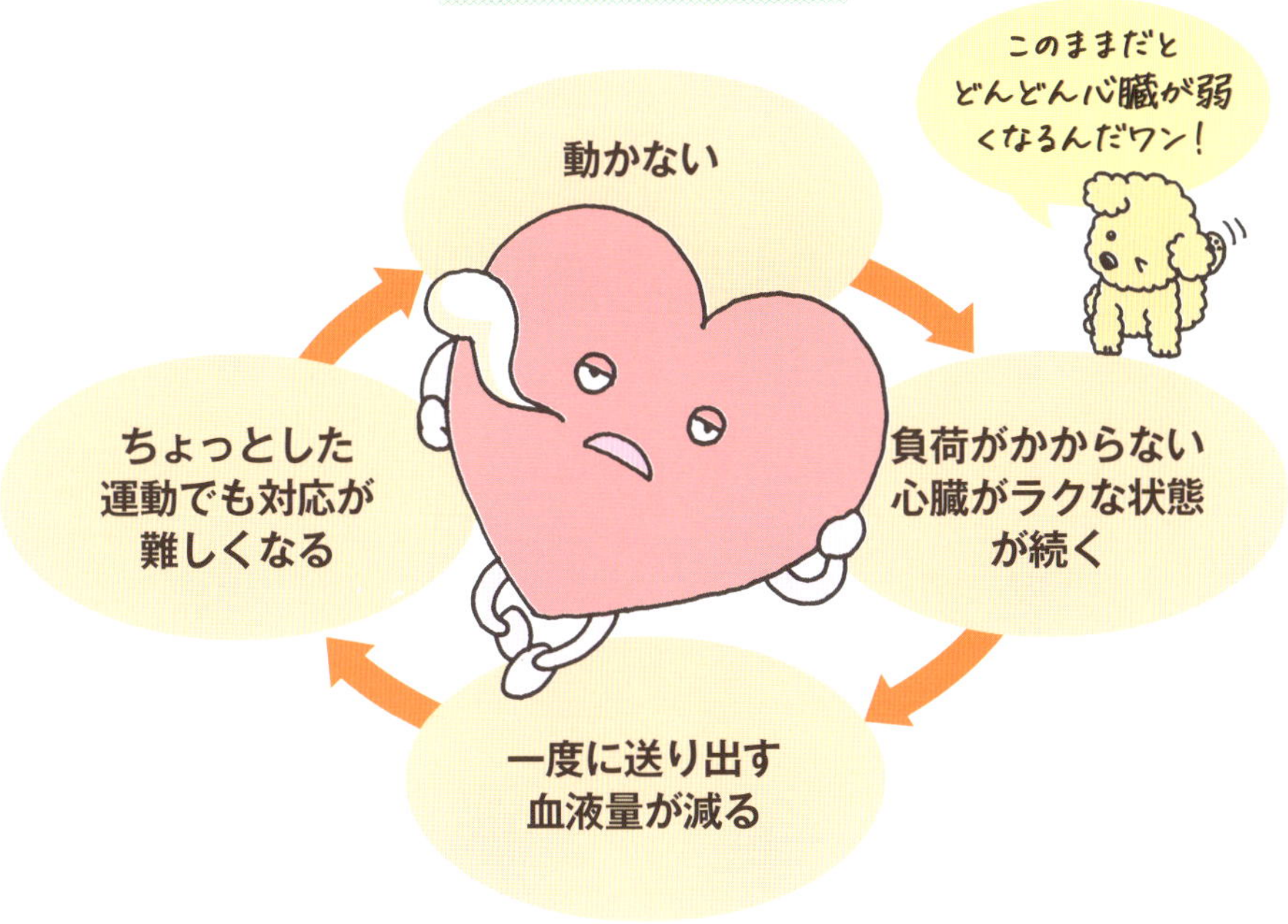

1時間たったら……中断して体を動かす

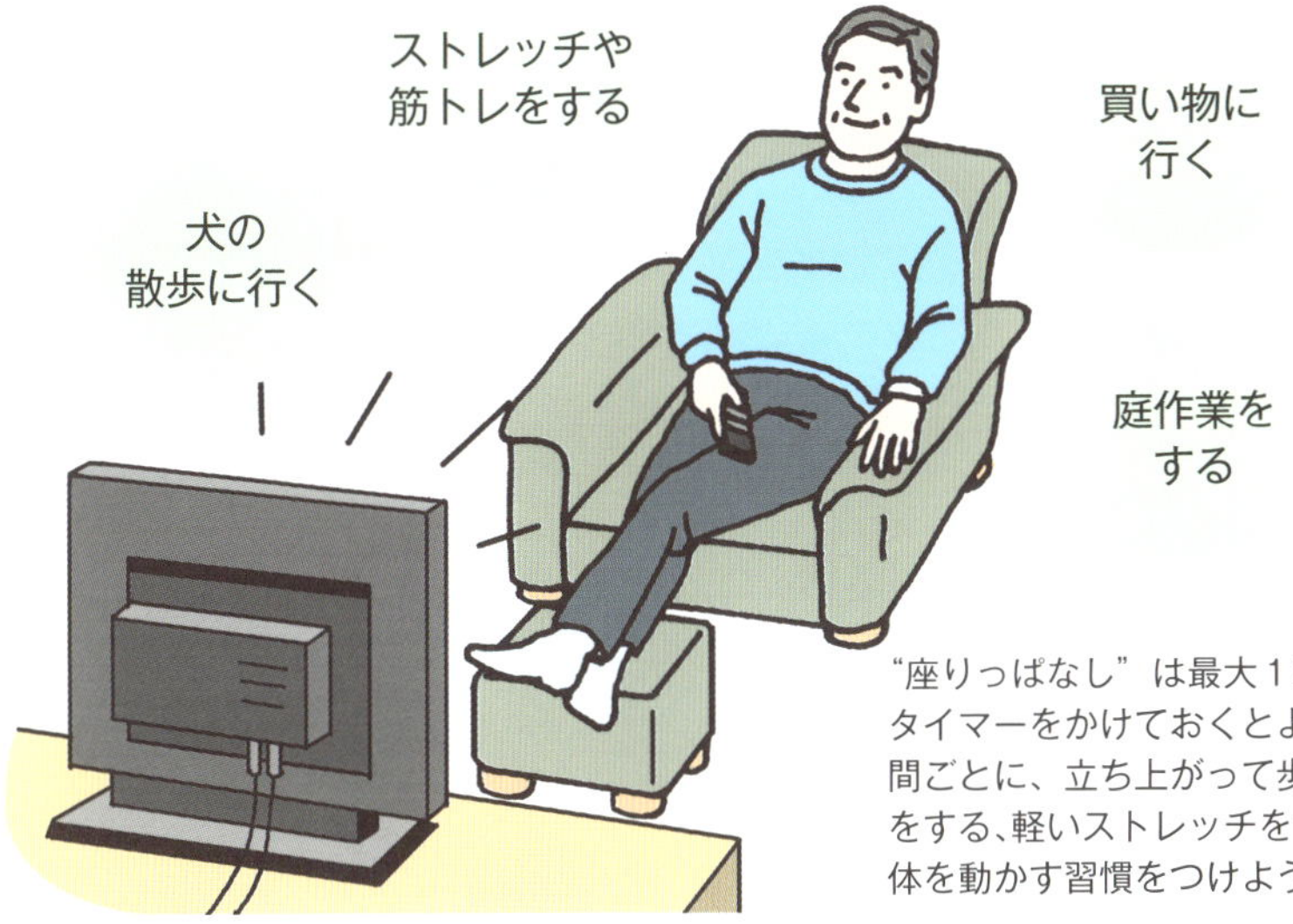

“座りっぱなし”は最大１時間まで。タイマーをかけておくとよい。１時間ごとに、立ち上がって歩く、家事をする、軽いストレッチをするなど、体を動かす習慣をつけよう。

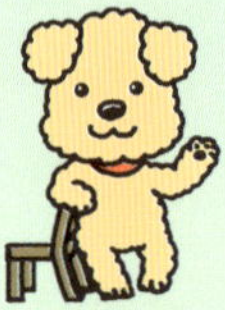

家事も立派な運動！になる

こまめに動く家事はエクササイズのひとつになる

いわゆる「運動」ではなくても、体を動かすという意味では、**「家事」も立派なエクササイズ**のひとつ。座りっぱなしとは違い、**心臓に適度な負荷をかける**ことができます。

たとえば、「買い物に行くために20分歩く」「掃除機を15～20分かける」「風呂掃除を15～20分する」といった家事は、「軽いジョギング10分」に相当します。「自転車に10分乗る」「階段を10分上る」「子どもと活発に15分遊ぶ」といったことも、同じくらいの運動量になります。

面倒くさい家事も“心臓のため”と考えよう

ジョギングや水泳などの運動をするためには、着替えたり、場所を移動したりしなければなりませんが、家事ならその手間はありません。**思い立ったときにすぐにできるのは、大きな利点**です。

１時間座りっぱなしだったら、「ちょっと洗い物を片づけてしまおう」「風呂掃除をやっておくか」というように、どんどん家事をこなしていきましょう。床ふきや窓ふき、庭掃除など、ちょっと面倒な家事でも**“心臓のためのエクササイズ”だと思って、ぜひ取り組んでみてください**。

軽いジョギング10分に等しい家事や作業

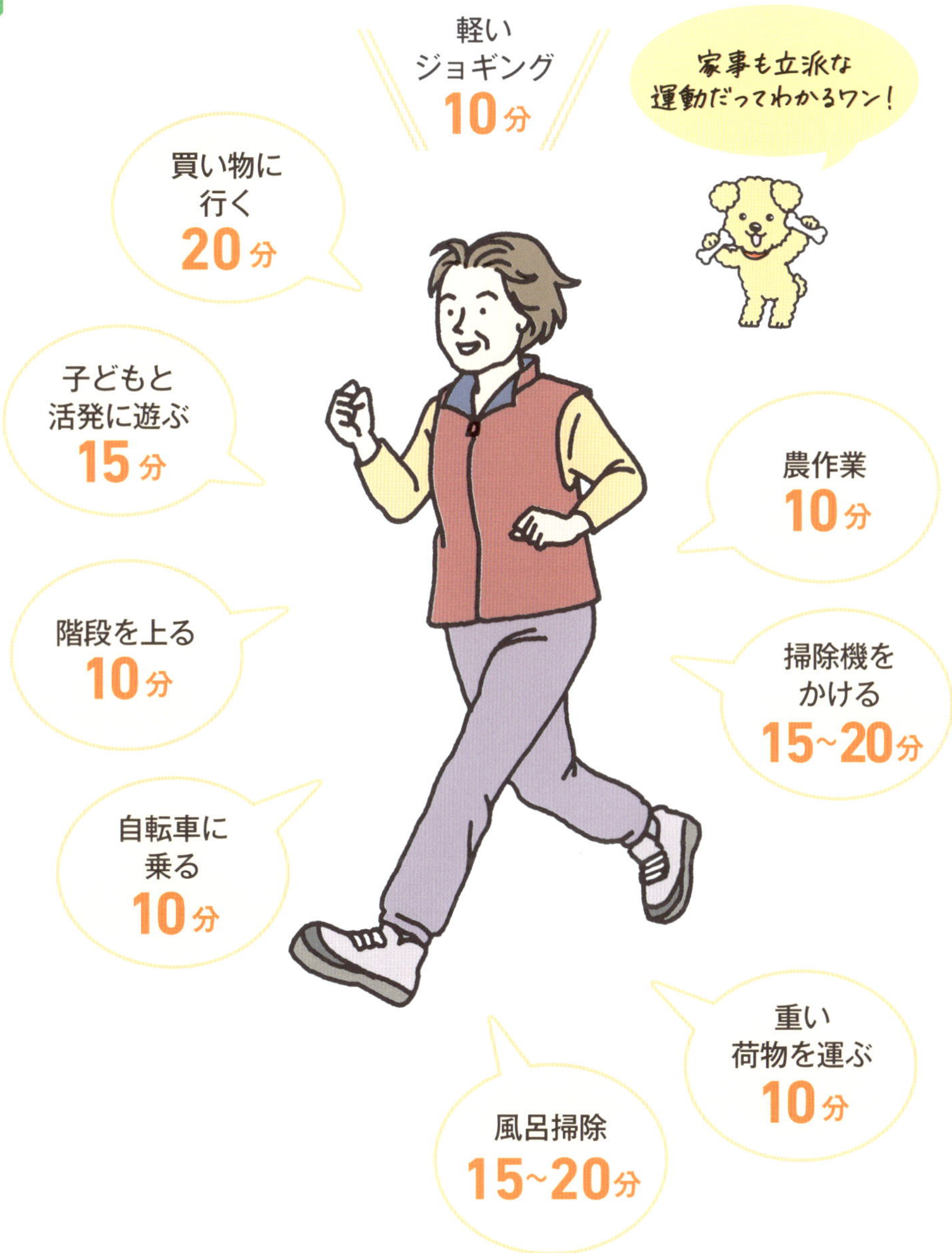
軽い
ジョギング
10分
家事も立派な
運動だってわかるワン！
買い物に
行く
20分
子どもと
活発に遊ぶ
15分
農作業
10分
階段を上る
10分
掃除機を
かける
15~20分
自転車に
乗る
10分
重い
荷物を運ぶ
10分
風呂掃除
15~20分

（『患者さんのための心臓リハビリ入門 第３版』〈中外医学社〉より作成）

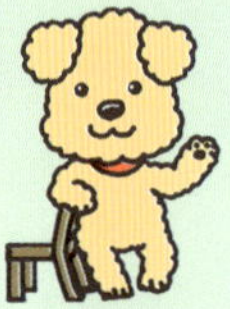

活動的な趣味で、健康寿命をのばす

健康寿命をのばす秘訣は運動を楽しく続けること

日本人の平均寿命は男性81・09歳、女性87・14歳と、世界トップクラスです。けれど、元気に自立した生活が送れる「健康寿命」は、男性72・68歳、女性75・38歳。つまり、**人生の晩年に平均8～12年くらいは介護が必要となっている**のです。

健康寿命をのばすためには、やはり運動不足の解消がカギになります。家事で体を動かすのに慣れてきたら、より活動的な趣味を取り入れていきましょう。自分自身が楽しく続けられるものがいちばんです。

激しい動きや勝敗のつくものは逆効果

左ページの表は、身体活動を「メッツ(METs)」という運動強度の指標で区分けしたものです。

メッツは、安静時の運動強度を1とし、その何倍のエネルギーを消費するかを示しています。**活動的な趣味としては、3～4メッツ以上の身体活動がおすすめ**です。

ただし、テニスやバスケットボールのように激しい動きのあるものや勝敗がつくものは、かえって心臓に負担をかけることがありますから、避けたほうがよいでしょう。

運動の強さを示すメッツ表

メッツ	日常生活での行動	趣味	運動	仕事
1～2	皿洗い、立ち話、裁縫・編み物	ラジオ、テレビ、読書、囲碁、将棋	かなりゆっくりした歩行	事務仕事
2～3	料理、洗濯、動物の世話、子どもと遊ぶ、ガーデニング、ピアノ演奏、植物の水やり	ヨガ、ビリヤード、ラジオ体操（座位）	ゆっくりした歩行	守衛・管理人 楽器の演奏
3～4	掃除機をかける、床磨き、階段を下りる、草むしり、風呂掃除	ボウリング、釣り、スポーツ観戦、ゴルフ（カート使用）	ほどほどの速さの歩行	
4～5	自転車に乗る、階段をゆっくり上る、軽い荷物の運搬、農作業（家畜の餌やり）、家の修繕	卓球、ラジオ体操	やや速い歩行	石職人 壁紙貼り 軽い大工工事
5～6	動物と活発に遊ぶ、家財道具の運搬、シャベルで土や泥をすくう	野球、ソフトボール、バレエ、平泳ぎ（ゆっくり）、アクアビクス	かなり速い歩行	大工 農作業
6～7	スコップで雪かきをする	バスケットボール、山登り、自転車エルゴメーター、ウエイトトレーニング	ゆっくりしたジョギング	
7～8	農作業、納屋の掃除	エアロビクス、テニス、サッカー、スキー、スケート	ジョギング	
8	重い荷物の運搬、荷物を上の階へ運ぶ、階段を速く上る	サイクリング、水泳、ランニング、武道		

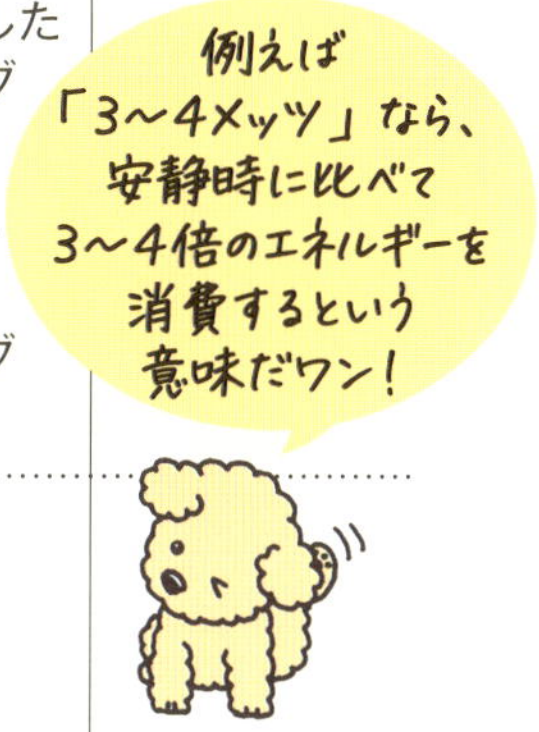
例えば
「3～4メッツ」なら、
安静時に比べて
3～4倍のエネルギーを
消費するという
意味だワン！

（厚生労働省「e-健康づくりネット2023年8月版」、『患者さんのための心臓リハビリ入門 第3版』〈中外医学社〉より作成）

Q2

２週間安静にした状態で過ごすと、
足の筋力はどのくらい落ちるでしょうか？

A　15～30％
B　5～10％
C　１～３％

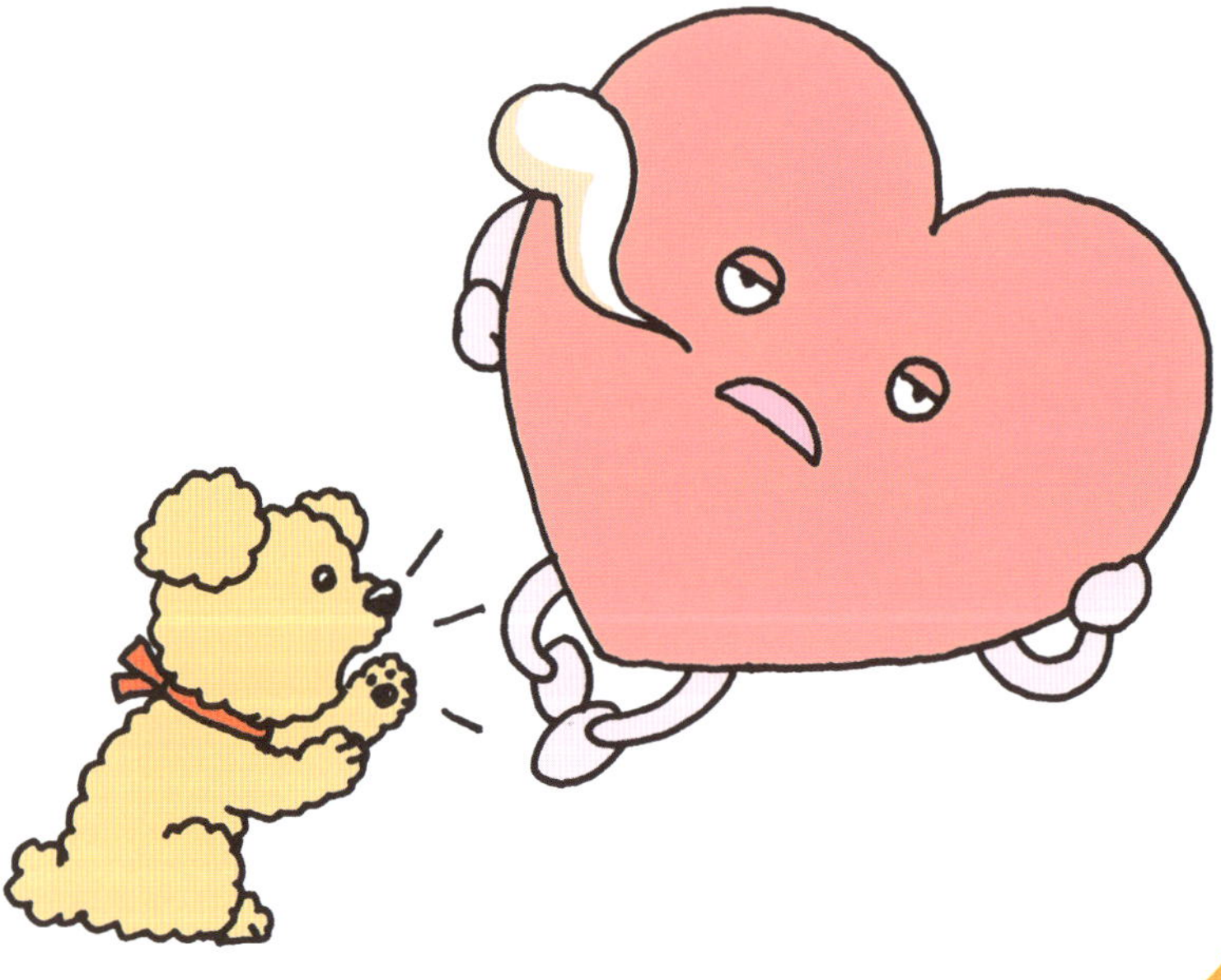

習慣≫2

"ながら筋トレ"をする

全身の筋力をつけて、心臓をサポートする

答え A

足の筋力が 15 ～ 30％低下するのは、15 ～ 30 歳年をとるのと同じ。もともと筋力のない人はより深刻な事態に。

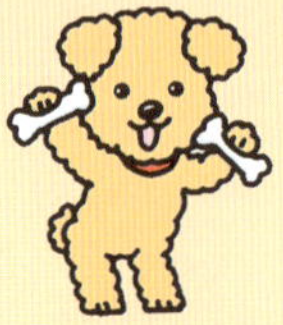

肉体年齢の若さがカギ！

高齢になるほど筋力は大事になる

人の体には約650個の筋肉がありますが、何もしなければ、加齢とともに筋肉量や筋力は徐々に減少します。さらに60歳を超えると、歩く機能もガクンと衰えます。筋力やバランス能力が低下して歩幅が狭くなり、歩く速度も遅くなります。

加齢に伴って**筋肉量が減少し筋力が著しく衰える「サルコペニア」や、心身の活力（運動機能や認知機能）が低下する「フレイル」の状態になり、適切な支援がないままで過ごしていると、要介護状態からゆくゆくは寝たきりになるリスクが高まります**。高齢になっても自立した生活を送るには、筋力を維持することが不可欠なのです。

肉体年齢を若く保つことが心臓の助けになる

過度の安静による廃用症候群（→P18）では、筋肉ばかりか、心臓や呼吸器、脳などの全身の機能も低下します。しかし、**運動で肉体年齢を若々しく保っていれば、サルコペニアやフレイルの予防はもちろん、心臓をはじめとする内臓機能の低下を予防・改善することができます**。心不全の症状がある人でも軽症から中等症なら、運動能力を高めれば寿命をのばせることが明らかになっています。

こんな症状は“筋力低下”のサイン!?

体重は変わらないのに、体がたるむ

▶筋肉が痩せた、あるいは脂肪が増加している可能性があります。

背中が丸くなった

▶腰椎や骨盤を支える筋力の低下や大腰筋の低下などが原因として考えられます。

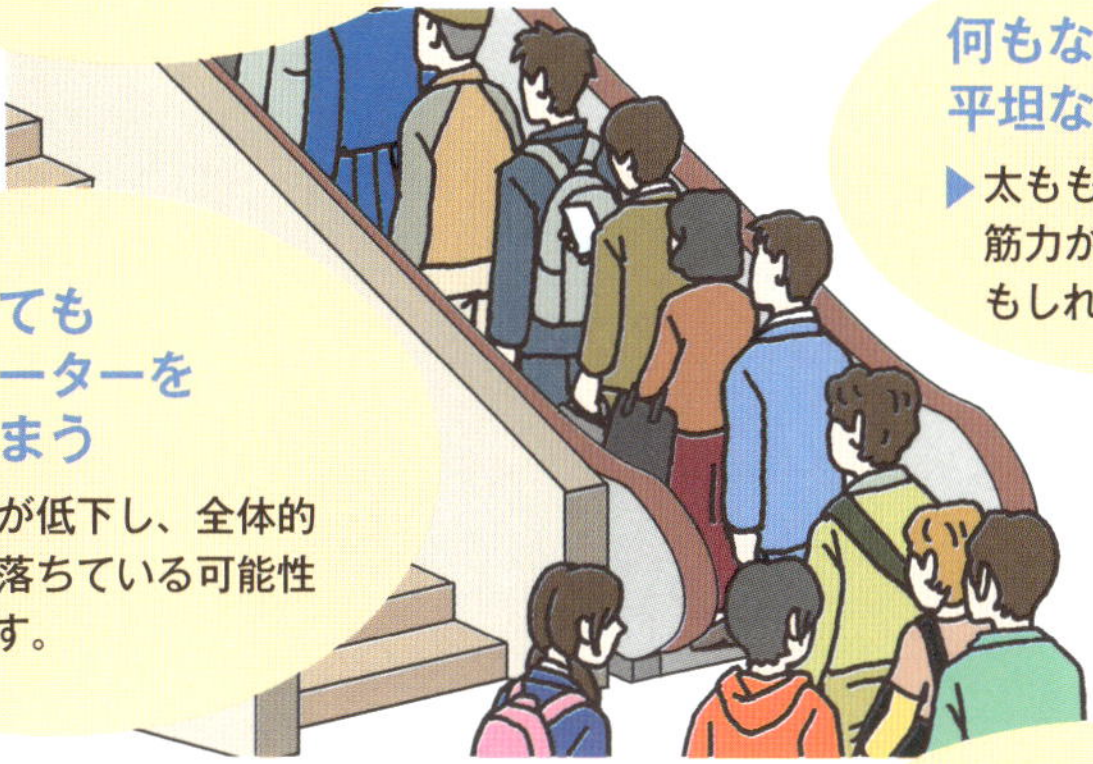

何もない平坦な道でつまずく

▶太ももにある大腿四頭筋の筋力が弱くなっているのかもしれません。

混んでいてもエスカレーターを使ってしまう

▶肉体年齢が低下し、全体的な筋力が落ちている可能性があります。

立っているのがつらくて座ってしまう

▶体幹と下半身をつなぐ腸腰筋の筋力が低下していることが原因かもしれません。

ひざが痛い

▶ひざの関節を支えている筋力や大腿四頭筋の筋力が低下している可能性があります。

冷え性になった

▶体全体の筋肉量が減っている、あるいは筋力が低下している可能性があります。

足がよくつる

▶ふくらはぎの筋力や機能が低下することで、つりやすくなります。

靴下をはくときにバランスを崩す

▶骨盤を支える中殿筋、大腿四頭筋、腸腰筋の筋力低下によりバランスを崩しやすくなっている可能性があります。

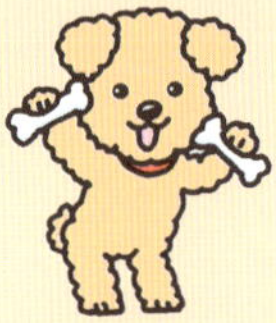

筋肉量を増やして、長生きする

元気よく歩くためには筋肉量と筋力が必要

街を歩いていて「以前よりも後ろから追い越されることが多くなった」と感じることはありませんか？ それはもしかすると、筋肉量や筋力が衰えて、歩く速度が遅くなっているのかもしれません。

意外に思うかもしれませんが、**歩く速度は、寿命と関係があります**。65歳以上の３万４４８５人を対象に、歩行速度が普通以上のグループ（毎秒1.4m以上）と、遅いグループ（毎秒1.4m未満）で、生存率を比較しました。すると、**歩行速度が普通以上のグループは遅いグループに比べて、死亡率が3分の1と低い**ことが明らかになりました。つまり、歩くのが速い人ほど長生きできるのです。

“筋トレ”で筋肉の働きを強化する

さっそうと元気よく歩くには、筋肉量と筋力が必要です。何もしなければ年とともに衰えてしまいます。今から対策をしておきましょう。

実は毎日のウォーキングだけでは筋肉を維持するのが精一杯。**筋肉を増やすには「筋トレ」が必要です**。**特に重要なのが、全身の筋肉の約7割が集中する下半身の筋トレ**。歩く速度が速くなり、立つ、座るという日常生活動作も安定します。

筋トレで得られる５つの効果

1 筋肉を増やす・強化する！

筋肉は使われなくなると、どんどん痩せていく。生活動作だけでは筋力を維持することが難しい。毎日の生活のなかで筋トレに取り組む必要がある。

2 安定して速く歩ける！

特に太ももの前側（大腿四頭筋）や太ももの裏側（ハムストリングス）を鍛えることで、安定して速く歩けるようになる。健康寿命をのばすことにもつながる。

3 動脈硬化を改善！

動脈硬化の危険因子のひとつが糖尿病。筋肉量が増えると、より多くの血糖を筋肉に取り込めるため、血糖コントロールがよくなり、動脈硬化の予防・改善につながる。

4 太りにくい体になる！

太ももなどの大きな筋肉は、エネルギーの消費量も大きい。筋肉量が増えれば、それだけ安静時のエネルギー消費量（基礎代謝量）が増え、太りにくい体になる。

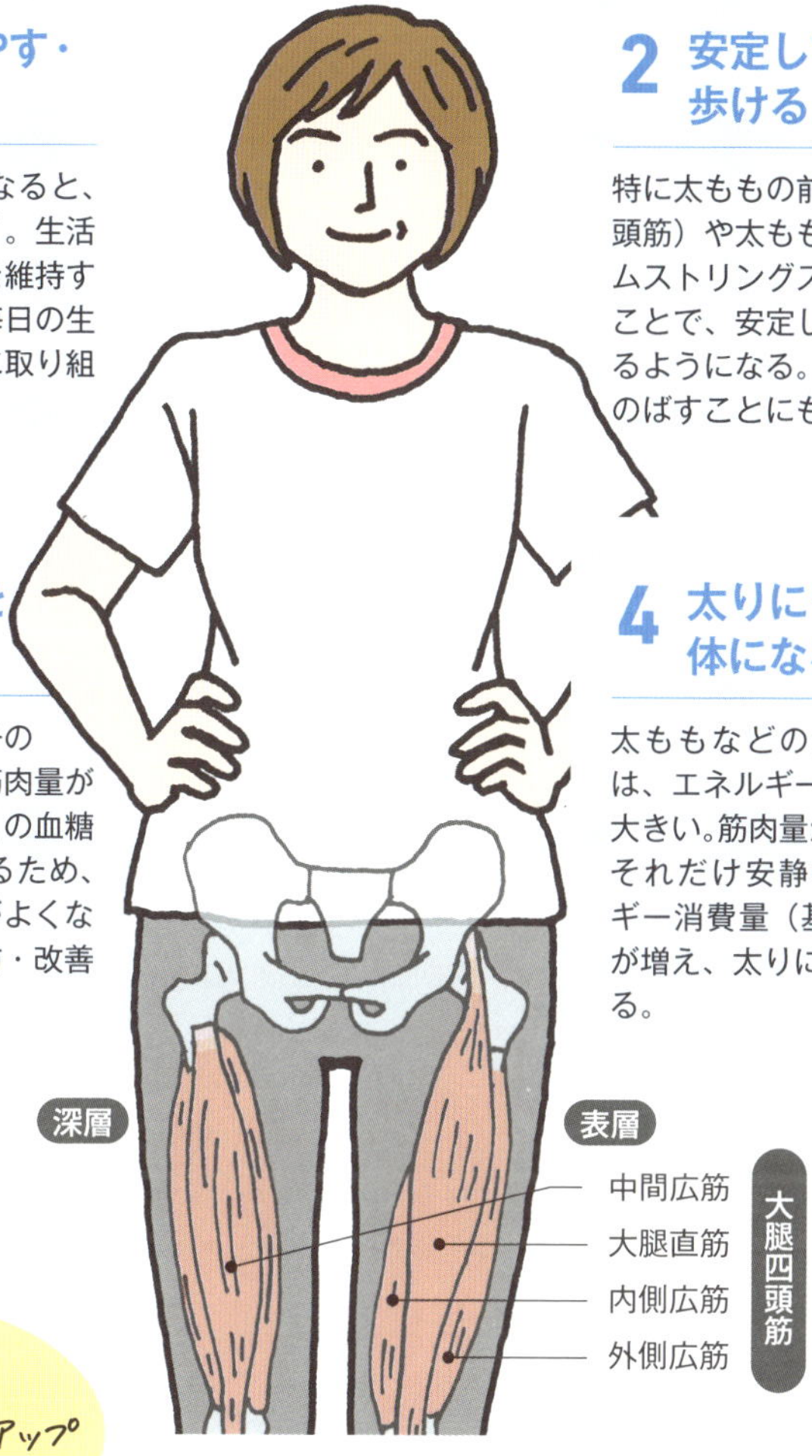
深層
表層
中間広筋
大腿直筋
内側広筋
外側広筋
大腿四頭筋

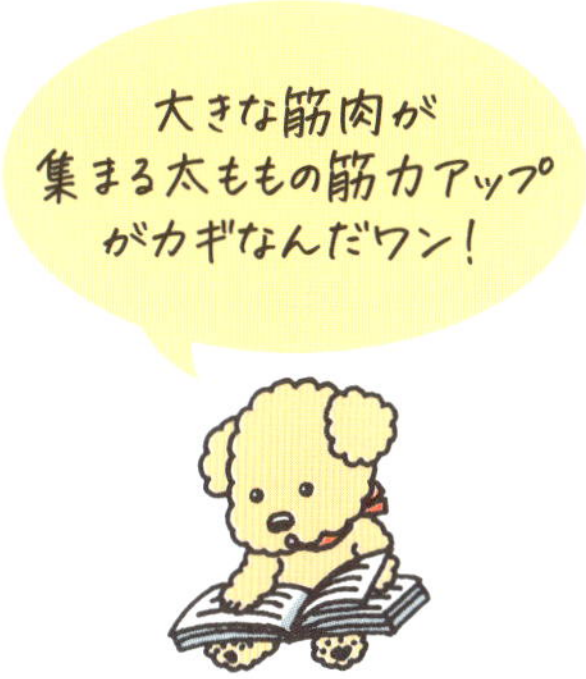
大きな筋肉が
集まる太ももの筋力アップ
がカギなんだワン！

5 心臓病などの病気を予防する！

筋肉からは、健康維持に役立つホルモンが分泌されている。たとえば「インターロイキン６」には炎症を調節する作用があり、心臓病などのさまざまな病気の予防につながる。

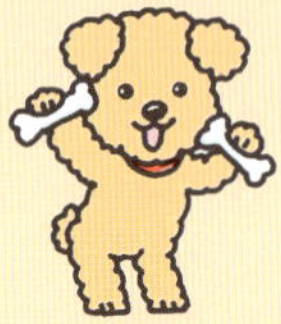

ながら筋トレ❶ 片足立ち

Point

下半身から背中にかけて体幹の筋肉と骨を一度に鍛えることができます。バランス力を強化し、転倒を防ぐ効果もあります。太ももが床と平行になるまで上げるのがポイントです。

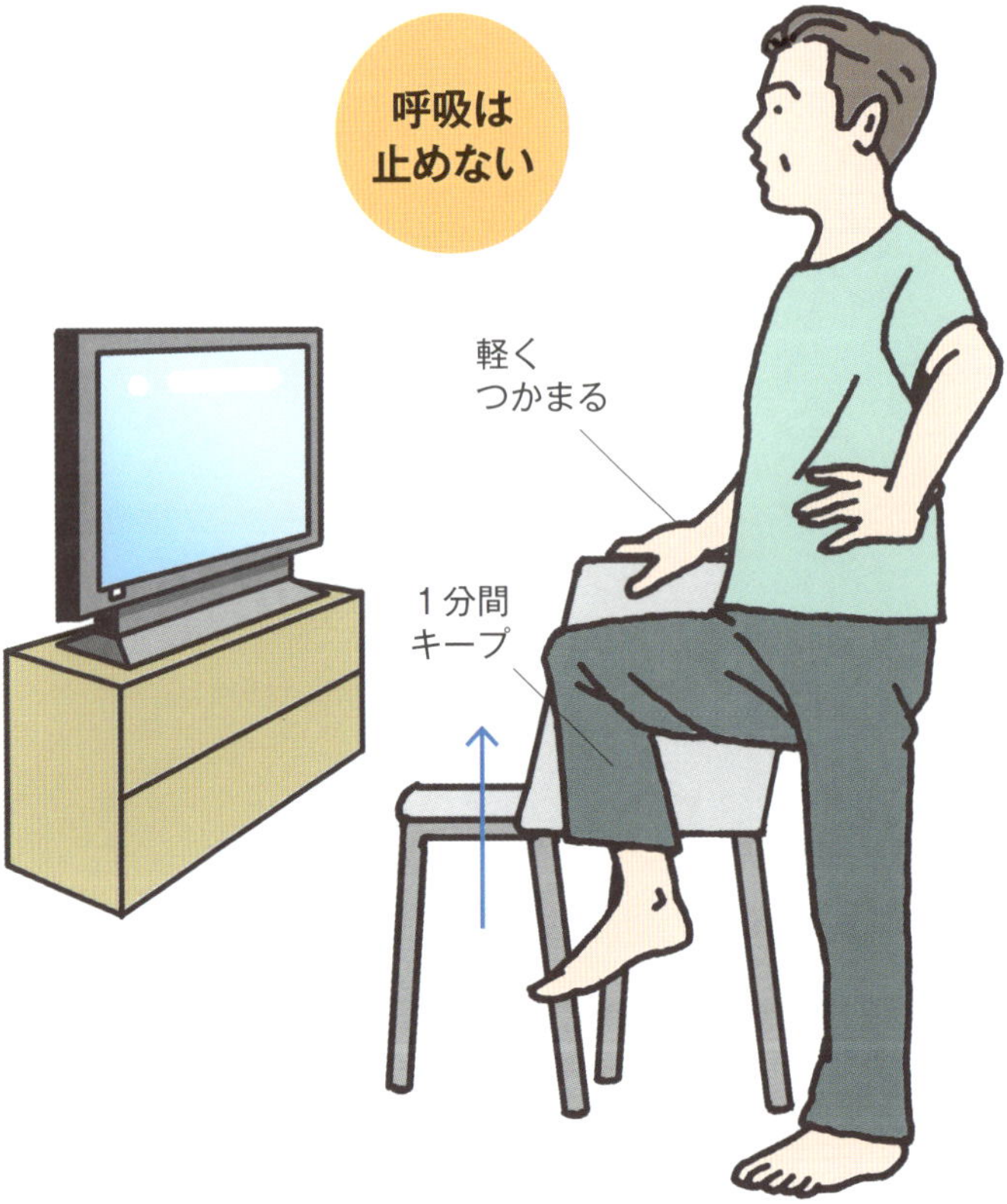
呼吸は
止めない
軽く
つかまる
1分間
キープ

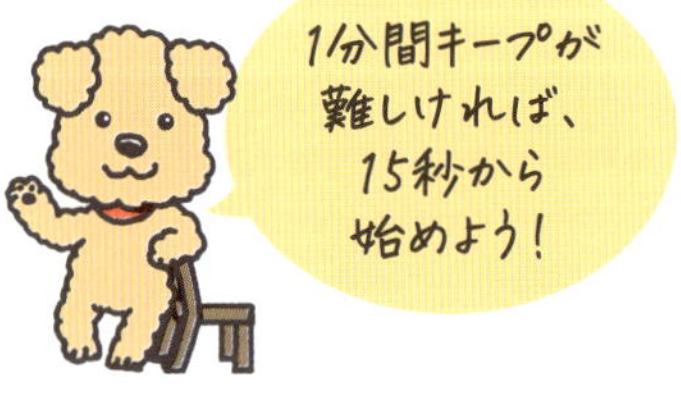
1分間キープが
難しければ、
15秒から
始めよう!

いすの背などにつかまる。片足を太ももが床と平行になるまで上げて、1分間キープして下ろす。難しければ床から5㎝くらい上げるだけでOK。左右1回ずつを1セットとし、1日3セット行う。

ながら筋トレ❷ スクワット

Point

おしりと太ももの大きな筋肉を同時に鍛えることができるトレーニングです。ひざがつま先より前に出ないようにするのがコツ。両腕は前に伸ばした姿勢でも OK です。

1 肩幅よりやや広めに足を開いて立つ。両手を腰に当てて、背筋を伸ばす。

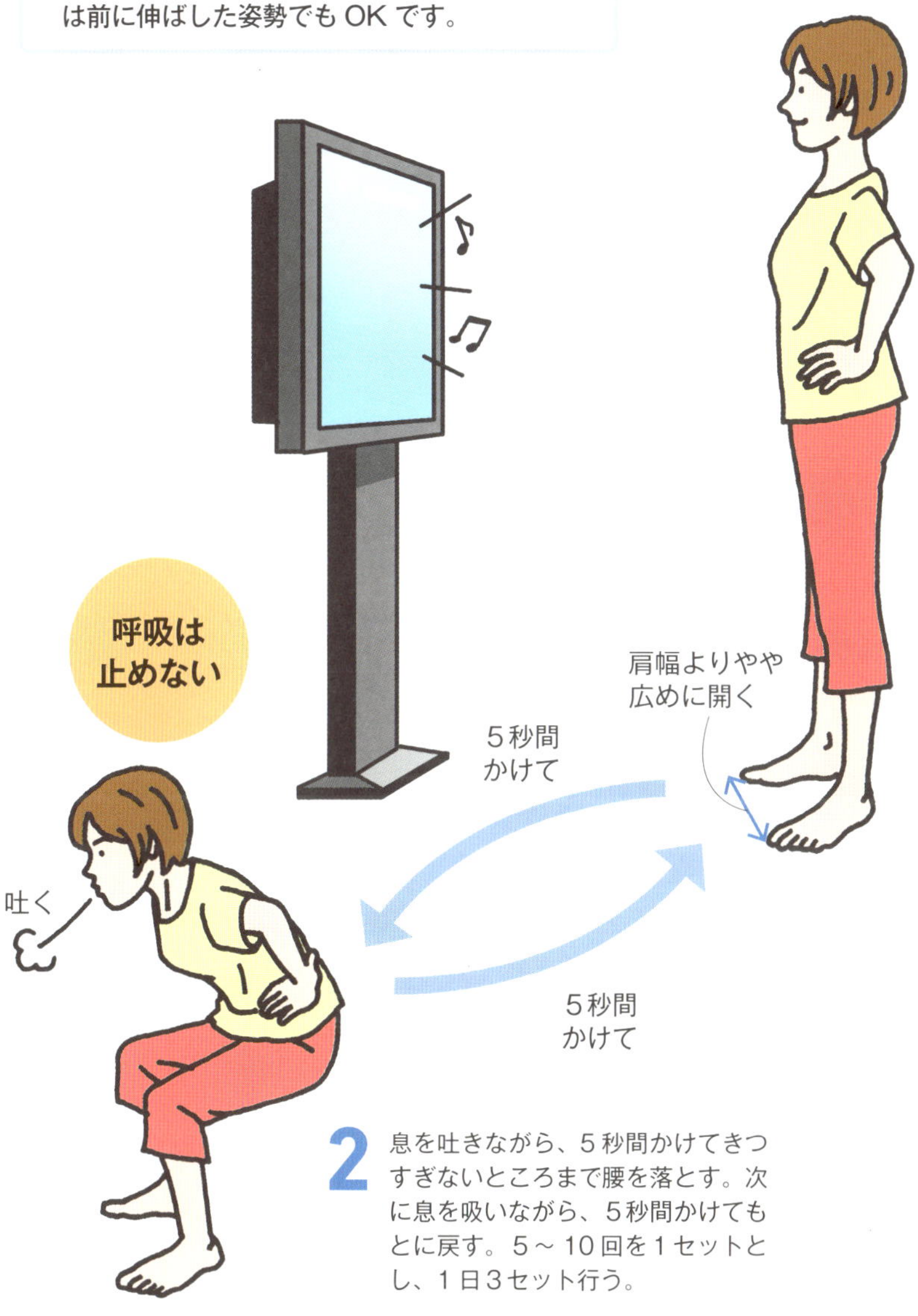

2 息を吐きながら、5秒間かけてきつすぎないところまで腰を落とす。次に息を吸いながら、5秒間かけてもとに戻す。5～10回を1セットとし、1日3セット行う。

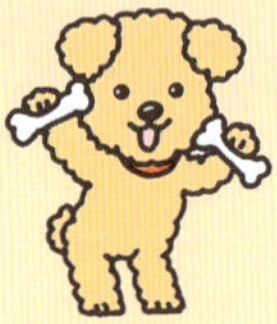

ながら筋トレ❸ 足上げ

Point

太ももの前側にある大腿四頭筋を鍛えるトレーニングです。歩く、走る、立ち上がる、階段を上るなどの日常動作に欠かせない筋肉です。ひざの痛みを軽減する効果もあります。

呼吸は止めない

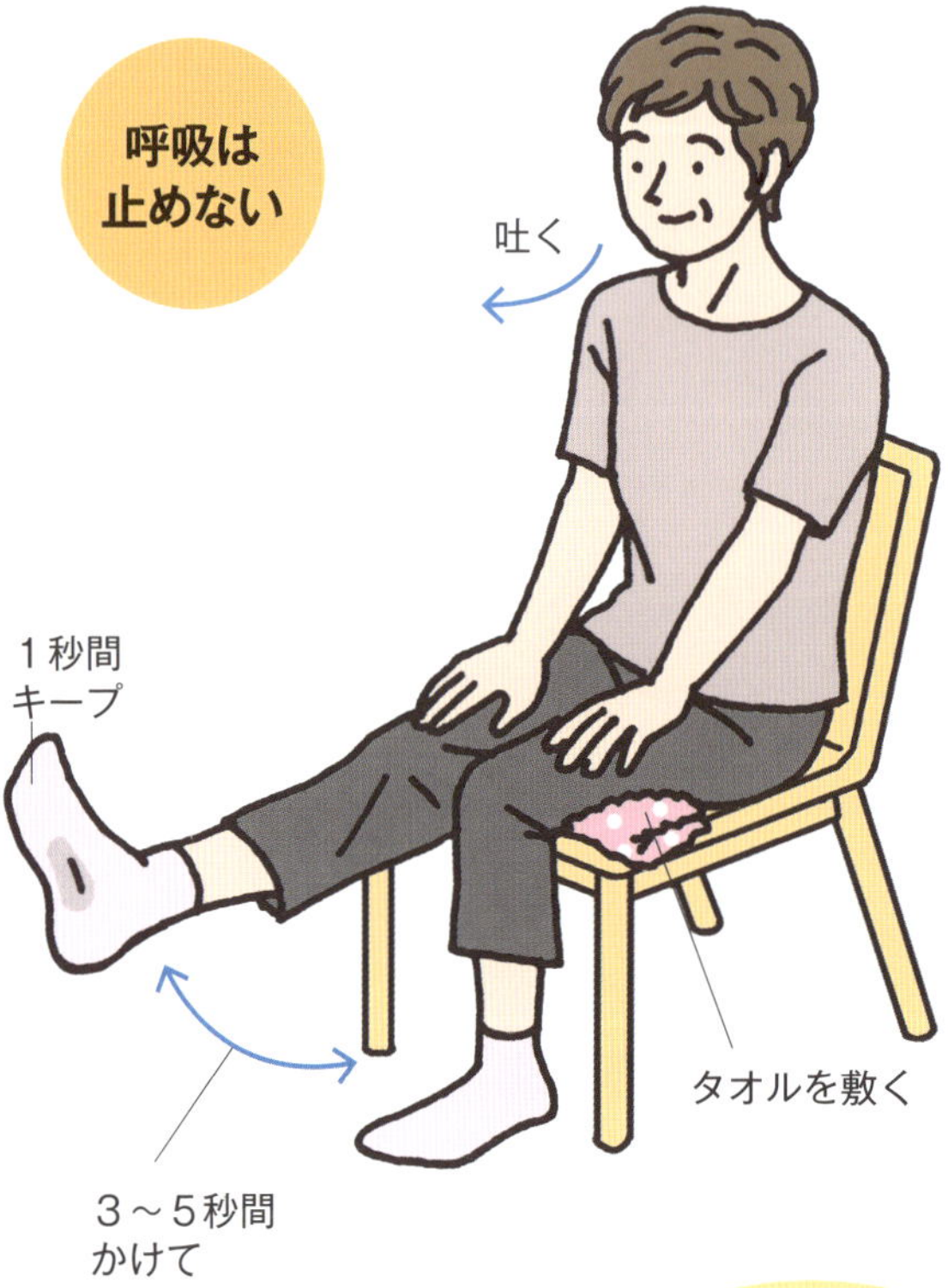
吐く
1秒間
キープ
タオルを敷く
3～5秒間
かけて

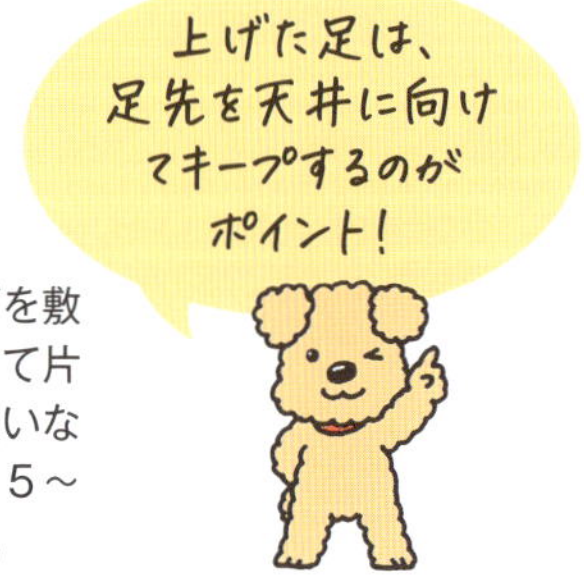
上げた足は、
足先を天井に向けてキープするのがポイント！

いすに座り、太ももの下にタオルなどを敷く。息を吐きながら、3～5秒間かけて片足を前に伸ばし1秒間キープ。息を吸いながら、3～5秒間かけてもとに戻す。5～10回くり返し、反対側も同様に行う。

ながら筋トレ❹ いす押し

Point

腕全体の筋肉を鍛えるトレーニングです。腕の筋力が弱い人は、おしりがいすから浮かないかもしれませんが、腕の筋肉に力が入っていればOKです。

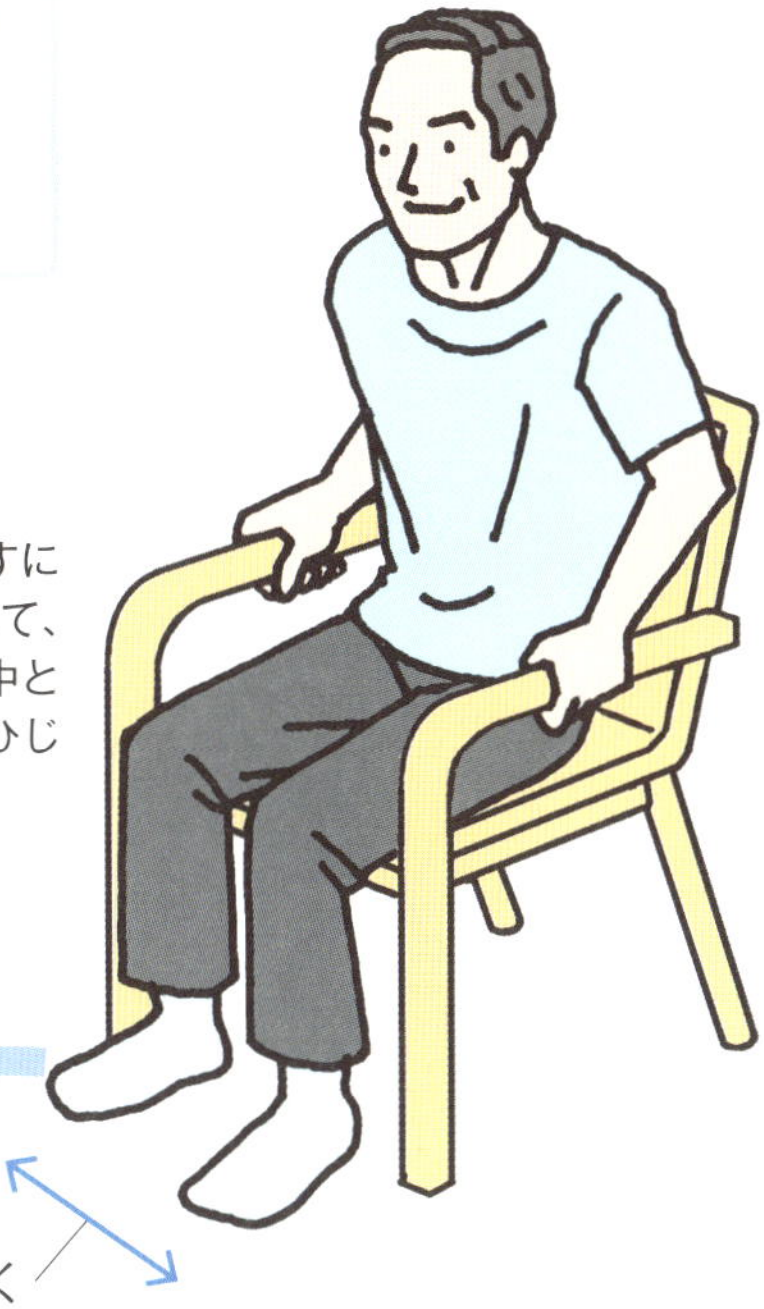

1 ひじ掛けのある頑丈ないすに座る。両足は肩幅に開いて、しっかり床につける。背中と肩はまっすぐに伸ばし、ひじ掛けを両手でつかむ。

呼吸は止めない

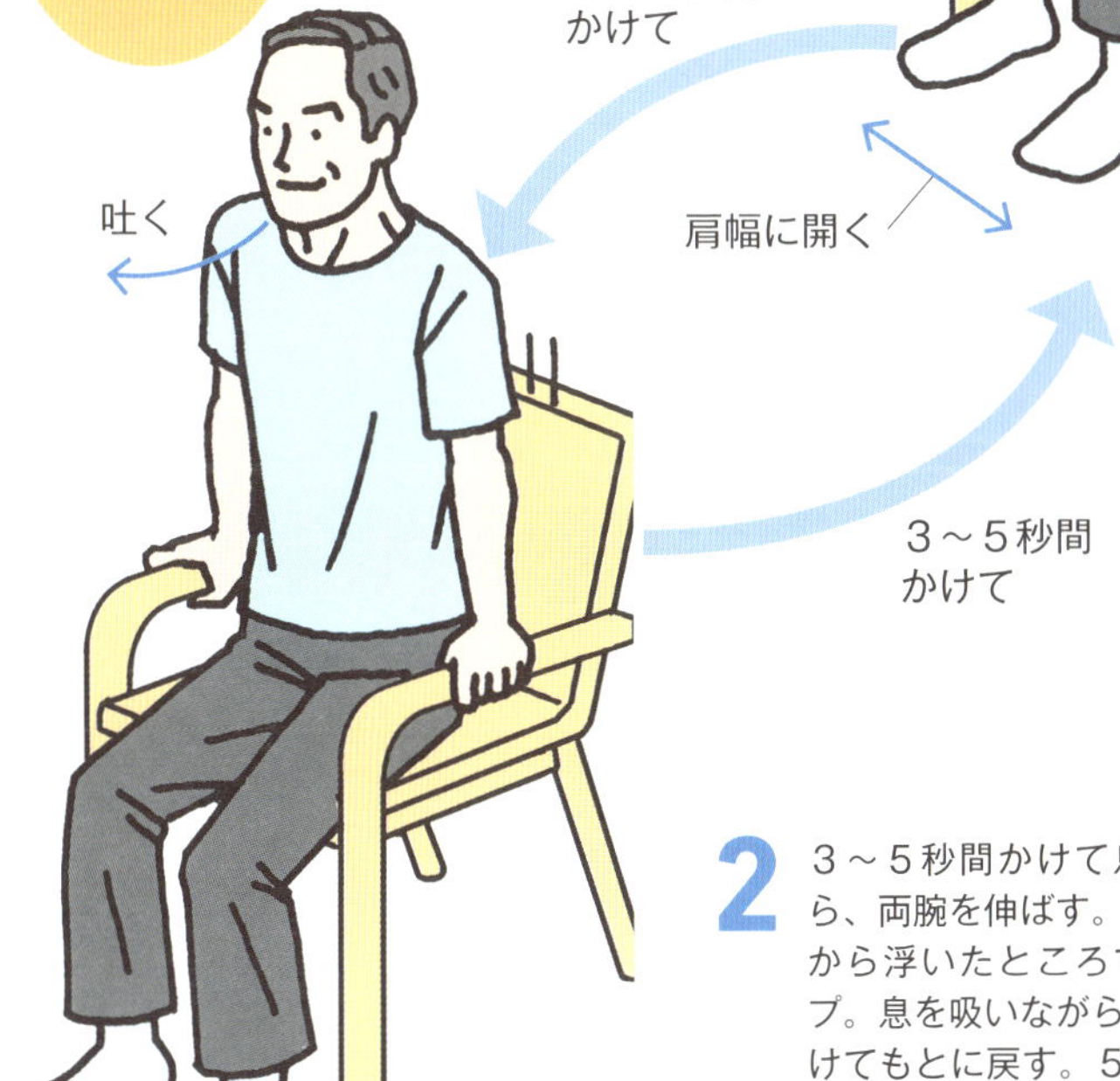

2 3～5秒間かけて息を吐きながら、両腕を伸ばす。おしりがいすから浮いたところで1秒間キープ。息を吸いながら3～5秒間かけてもとに戻す。5～10回を1セットとし、1日3セットを目安に行う。

ながら筋トレ❺　かかと上げ

Point

キッチン周りなどのふき掃除のときに、ついでにできるトレーニングです。ふくらはぎにある、下腿三頭筋と足首を鍛えます。バランス力を強化する効果もあります。

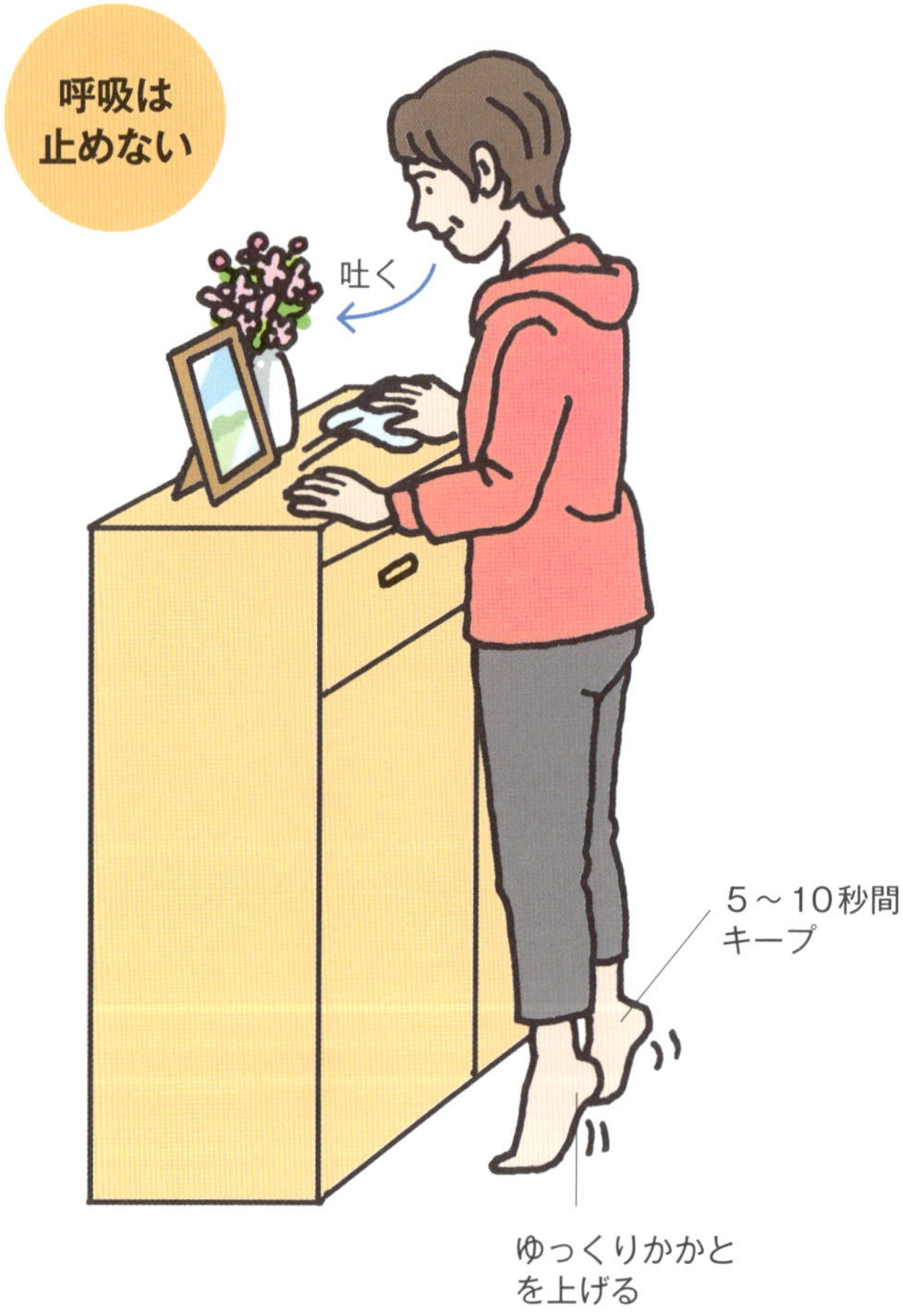
呼吸は
止めない
吐く
5～10秒間
キープ
ゆっくりかかと
を上げる

息を吐きながら、3～5秒間かけてゆっくりかかとを上げる。いちばん高いところで5～10秒間キープ。息を吸いながら、3～5秒間かけてもとに戻す。これを5～10回くり返す。

ながら筋トレ⑥ ランジ

Point

お掃除用ワイパーなどで床掃除をしながらできるトレーニングです。おしりの大殿筋や太ももの大腿四頭筋、太ももの裏側のハムストリングスを同時に鍛えることができます。

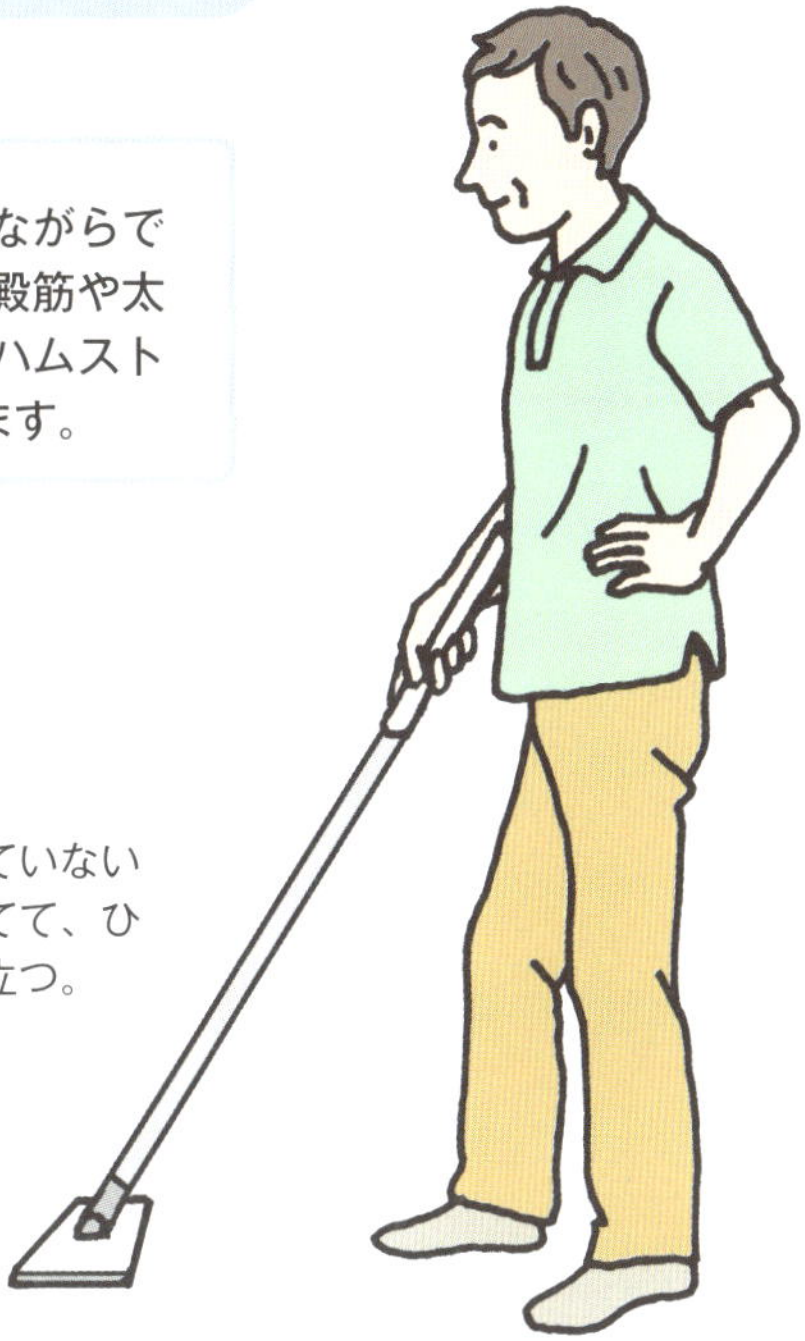

1 ワイパーを持っていない方の手は腰に当てて、ひざは少し曲げて立つ。

呼吸は止めない

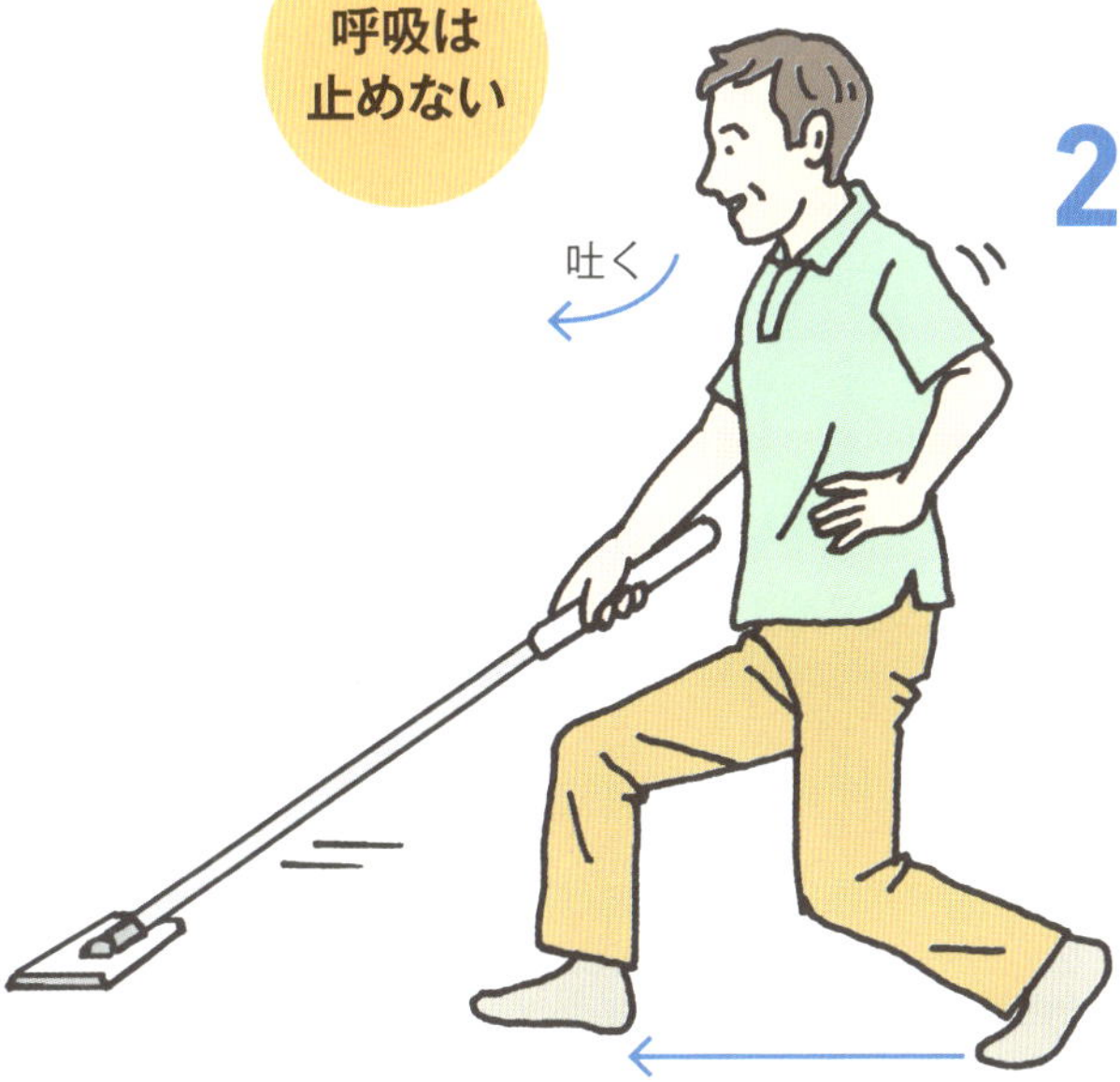
吐く
大きく踏み出す

2 息を吐きながら3～5秒間かけて、右足を前に大きく踏み出して腰を落とす。一度息を吸い、続けて息を吐きながら左足を前へ踏み出す。同様にこれをくり返す。

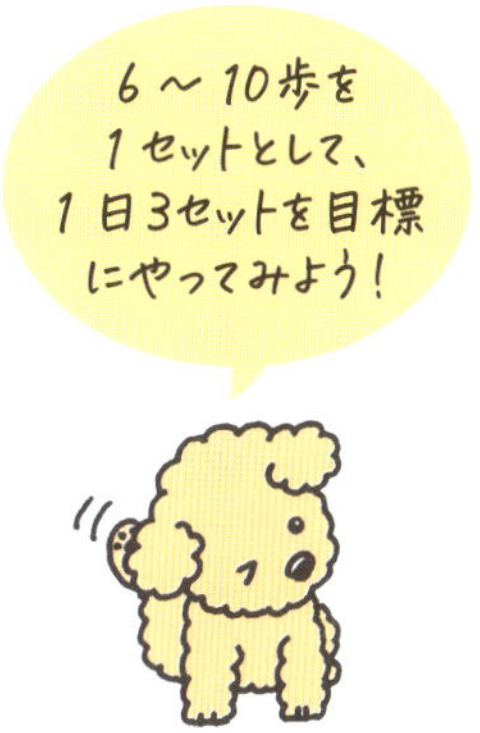
6～10歩を
1セットとして、
1日3セットを目標
にやってみよう!

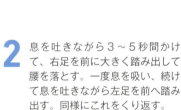

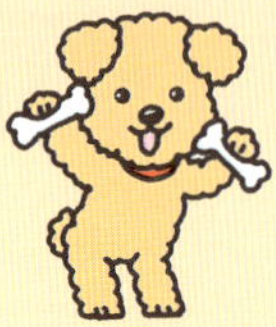

ながら筋トレ❼　ひざ胸つき

Point

おなかの奥深くにある筋肉や腸腰筋（腰から骨盤・股関節につながる筋肉）を鍛えます。足を引きつけるときはおなかに力を入れますが、呼吸は止めないよう気をつけましょう。

1 両足を伸ばして床に座り、両手を後ろにつく。上体はやや後ろに倒す。右足のかかとを床から２～３㎝ほど上げる。

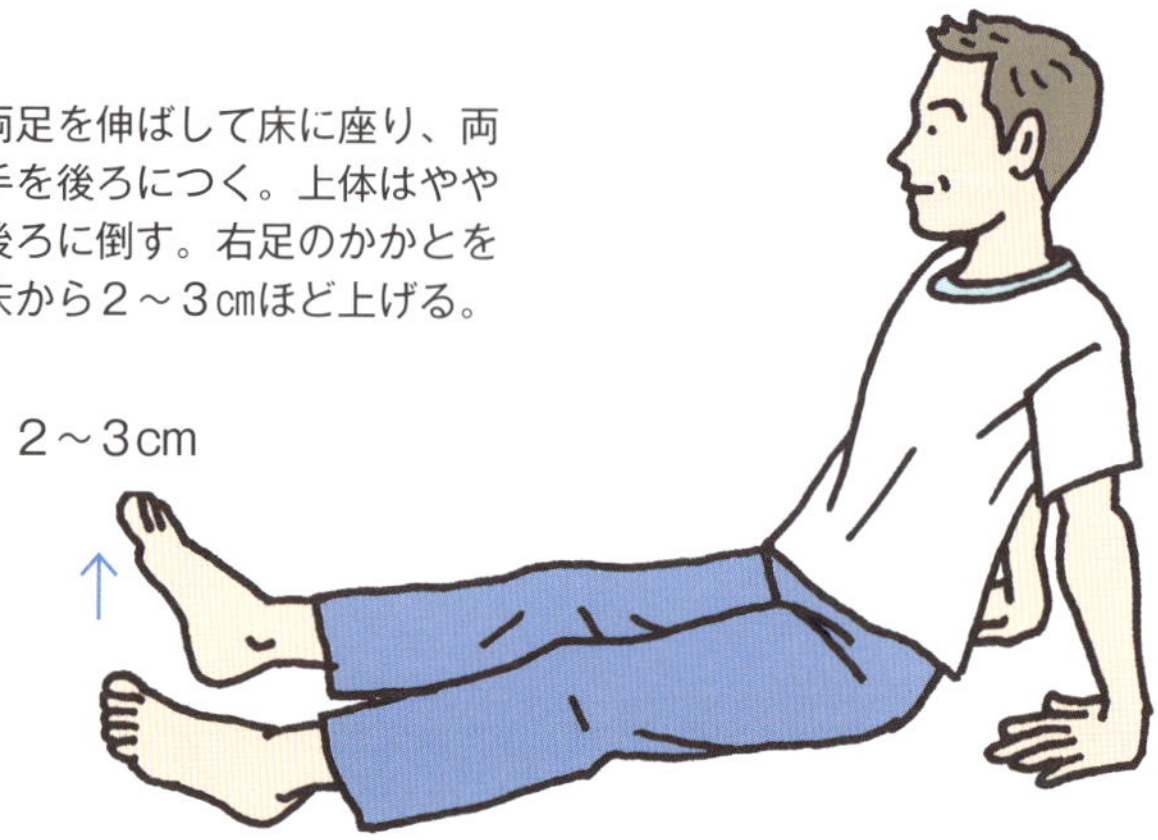

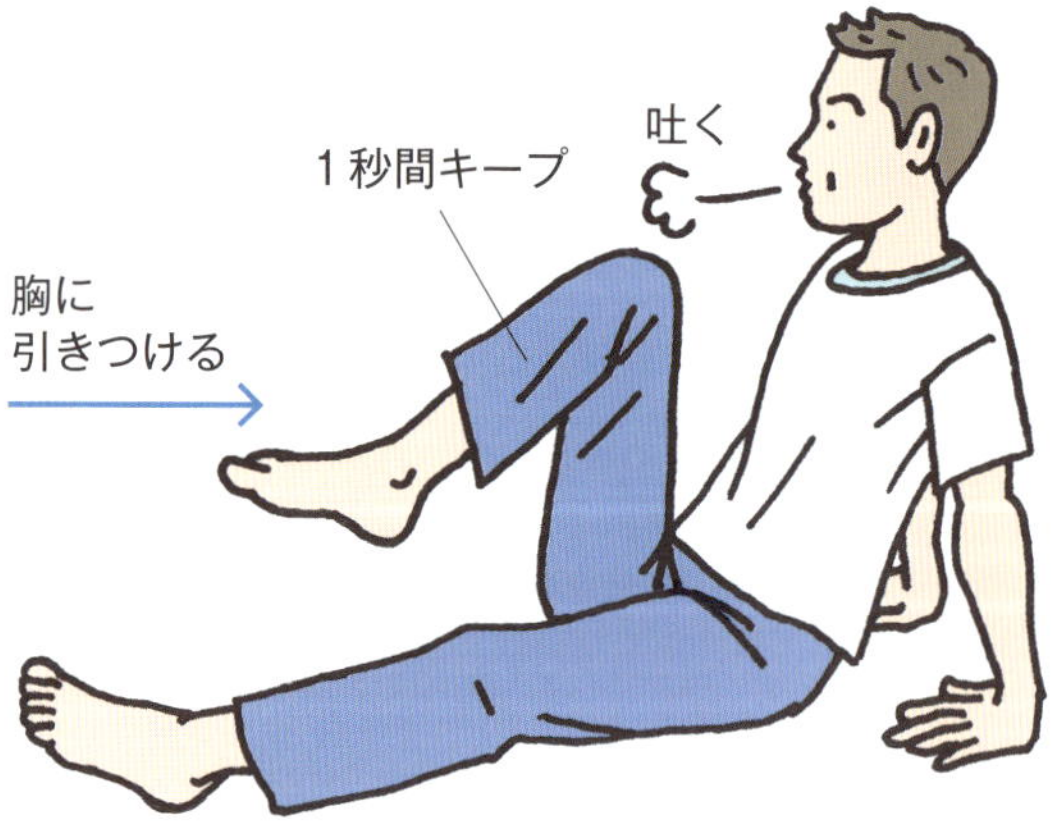

2 ５秒間かけて息を細く吐きながら、右足を胸に引きつけ、１秒間キープ。５秒間かけて息を吸いながら、右足をもとに戻す。左足も同様に５～ 10 回を１セットとして、１日３セット行う。

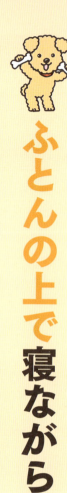

ながら筋トレ⑧ ヒップリフト

Point

おしりの大殿筋に加え、背中やわき腹の筋肉も鍛えられるので、体幹強化につながります。おしりに力を入れてゆっくり持ち上げましょう。呼吸は止めずに行います。

1 あお向けになり、両ひざをそろえて立てる。両手は体の横に置く。

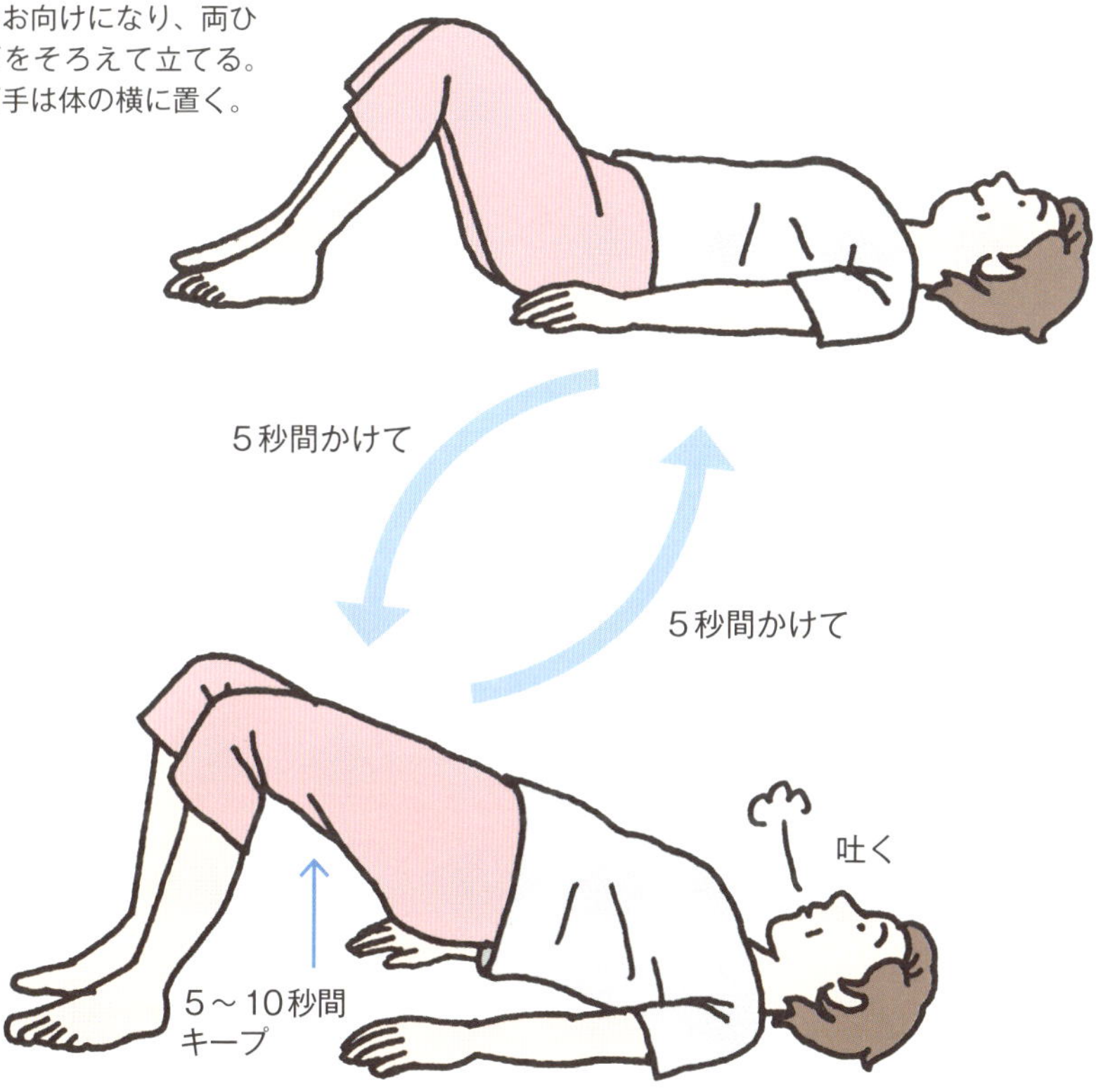
5秒間かけて
5秒間かけて
吐く
5～10秒間
キープ

2 息を吐きながら、5秒間かけておしりをゆっくり上げて5～10秒間キープ。息を吸いながら、5秒間かけておしりをゆっくり下ろす。

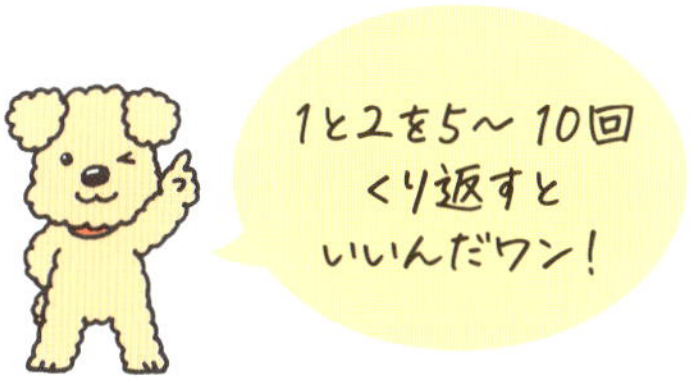
1と2を5～10回
くり返すと
いいんだワン！

Q3

この10年ほどの間に、
日本人の1日あたりの平均歩数は、どれだけ
“増えた”あるいは“減った”でしょうか。
正しいものをA～Cから選びましょう。

A　3,000歩増えた
B　1,000歩減った
C　1,000歩増えた

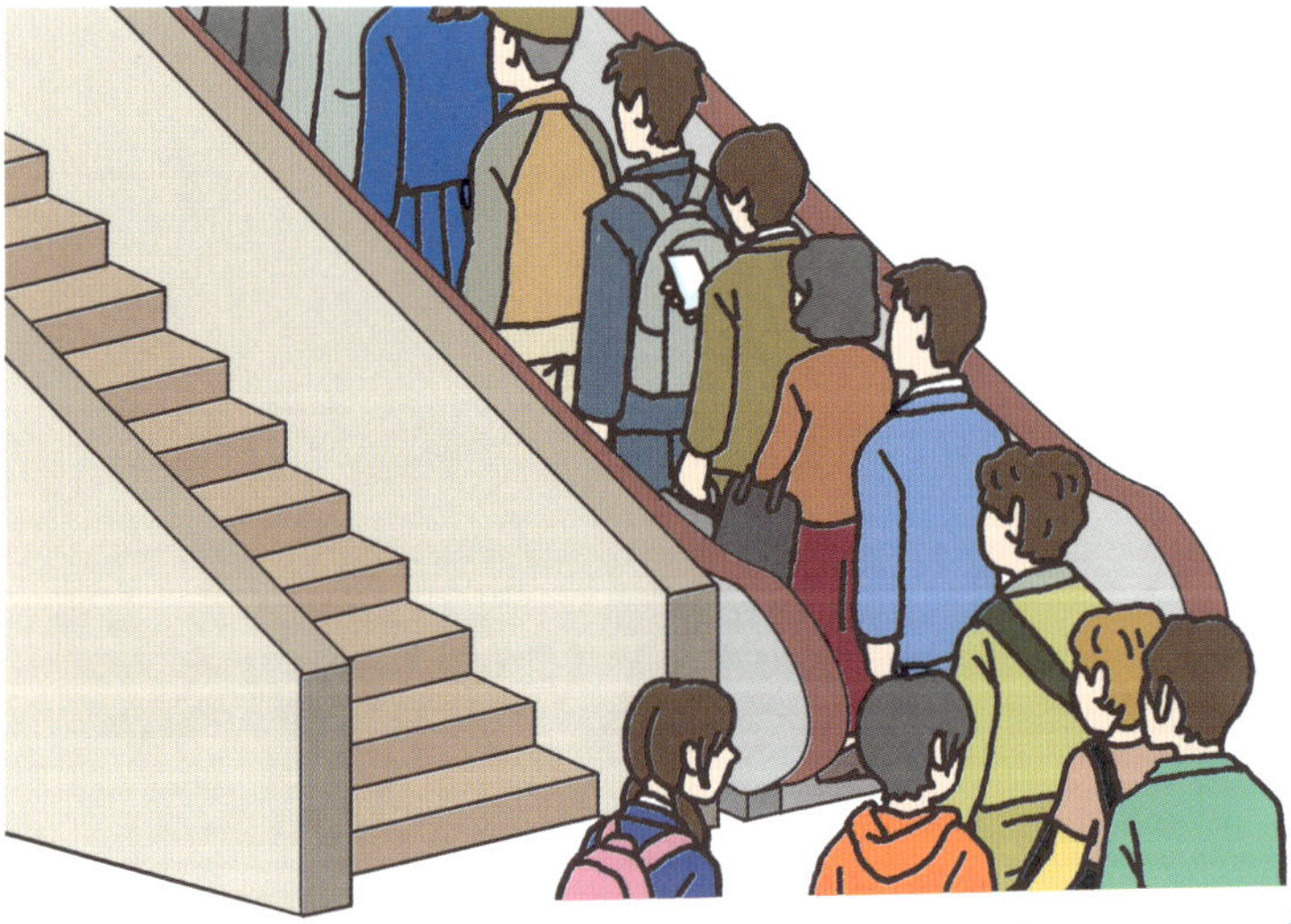

習慣≫3

ウォーキングこそ最高の〝長寿薬〟

↓軽い有酸素運動が心臓を強くする

答え B

国が推進している運動「健康日本21」によると、日本人の1日あたりの歩数は年々減っている。今や運動不足は国民病といえるかもしれない。

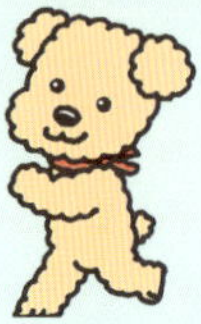

元気な人はよく歩く

有酸素運動のなかで もっとも優秀な"ウォーキング"

「有酸素運動」とは、呼吸で取り入れた酸素を使って筋肉を動かし、糖や脂肪などを燃焼させる運動のことをいいます。一方、重量挙げや短距離走などの「無酸素運動」は酸素を使わず、体内に蓄えられた糖を使って瞬発的に筋肉を動かします。

有酸素運動には、生活習慣病の予防や改善をはじめ、免疫機能の強化など、多くの健康効果が認められています。サイクリングやエアロビクス、水泳なども有酸素運動ですが、なかでも、**特に優秀なのがウォーキングです**。

お金がかからず安全に 健康が手に入る

ウォーキングは、体力に自信がない人やスポーツが苦手な人でも始められます。危険を伴わず、特別な道具もいりませんし、お金もかかりません。何よりも、さまざまな健康効果が認められていることを忘れてはなりません。**ある意味「安全で効果の高い医療」**といえるでしょう。これから先も元気に暮らし、健康長寿を願うのであれば、**ウォーキングの習慣を取り入れること**をおすすめします。無理をする必要はありません。**自分のペースで、まずは1日15分から始めましょう**。

ウォーキングをすすめる8つの理由

動脈硬化を予防できる

継続的な運動でHDLコレステロールが増え、血管壁にたまったLDLコレステロールが回収される。これが動脈硬化の予防・改善につながる。

心臓の負担が減る

血流がよくなると、1回の拍動で送り出す血液量が増える。すると、心拍数が抑えられるため、心臓の負担が軽くなる。

自律神経のバランスが整う

ウォーキング中は交感神経が、ウォーキング後は副交感神経が活性化する。両者のバランスが整い、不整脈が起こりにくくなる。

血糖値が改善する

血液中に増えたブドウ糖が筋肉のエネルギー源として使われるので、血糖値が速やかに下がる。

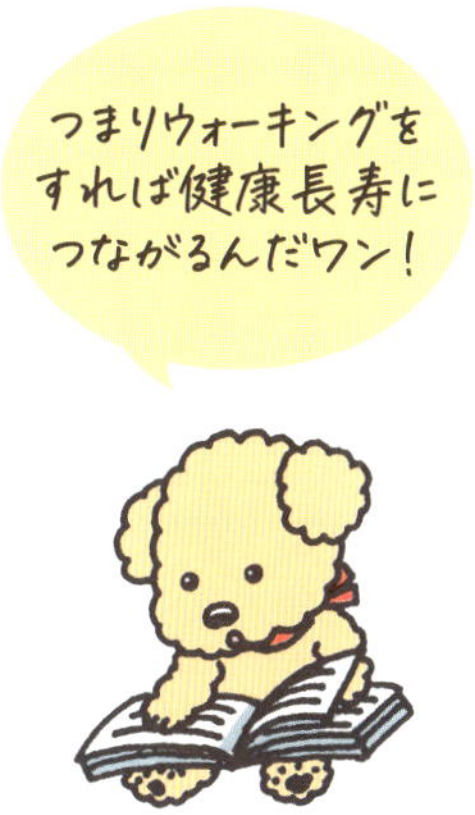
つまりウォーキングをすれば健康長寿につながるんだワン!

血圧が下がる

ウォーキングにより血管が拡張すると、血液が流れやすくなる。その結果、血圧が下がり、心臓の負担も少なくなる。

心肺機能が向上する

酸素を取り入れながら体を動かすことで、心肺機能が鍛えられる。より多くの酸素を効率的に全身に届けられるようになる。

肥満を解消できる

体内の余分なブドウ糖や脂肪をエネルギー源として消費することで、肥満の解消や予防につながる。

免疫機能が強化される

全身の血流がよくなるために、免疫細胞の働きが活性化され、免疫機能が強化される。ウォーキングで体温が上昇することも、免疫細胞の活性化につながる。

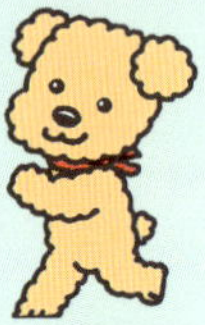

ダラダラウォークを見直す

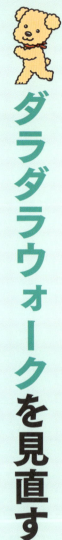

ダラダラウォークでは効果も半減

あなたは1日にどのくらい歩いているでしょうか。個人差はかなりありますが、一般的に1日の歩数は約6000歩といわれています。

ただし、通勤や買い物、散歩などの「歩く」という身体活動が、全身を健やかに保つ「有酸素運動」になっているかというと、実はそうでないことがほとんどです。なぜなら、普段何気なく歩いているときは、背筋が曲がり、歩幅が小さく、腕もダラダラしているだけ。

このような**〝ダラダラウォーク〟では、どんなに長い時間歩いても、強度が低すぎて健康効果が得られにくい**のです。

歩幅も速度も大事。姿勢にも気をつける

せっかく「歩く」のであればダラダラウォークではなく、**強度をアップして〝ウキウキウォーキング（→P56）〟にしていきましょう。ポイントは歩幅と速度**です。背筋を伸ばして、さっそうと歩いてください。1日6000歩歩いている人なら、その半分の3000歩をウキウキウォーキングに置き換えるのがおすすめ。一度に歩かなくても、**1日合計で3000歩以上に達すれば大丈夫**です。

ダラダラウォークの特徴

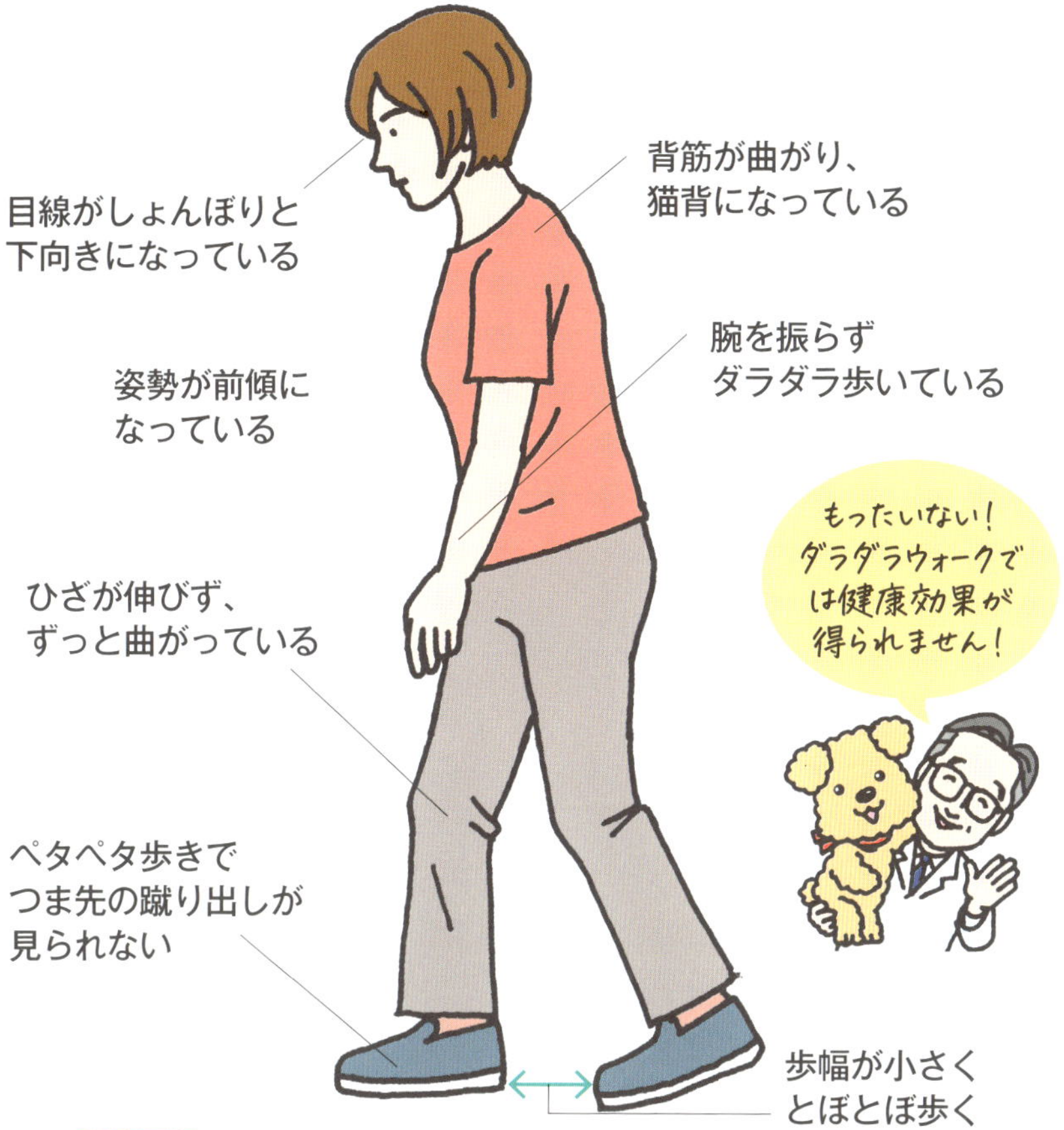
目線がしょんぼりと
下向きになっている
背筋が曲がり、
猫背になっている
腕を振らず
ダラダラ歩いている
姿勢が前傾に
なっている
ひざが伸びず、
ずっと曲がっている
ペタペタ歩きで
つま先の蹴り出しが
見られない
歩幅が小さく
とぼとぼ歩く
もったいない！
ダラダラウォークで
は健康効果が
得られません！

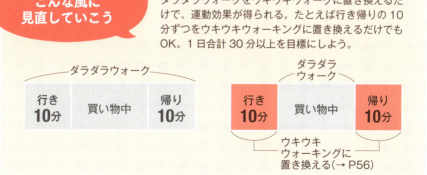

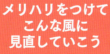

**メリハリをつけて
こんな風に
見直していこう**

ダラダラウォークをウキウキウォークに置き換えるだけで、運動効果が得られる。たとえば行き帰りの10分ずつをウキウキウォーキングに置き換えるだけでもOK。1日合計30分以上を目標にしよう。

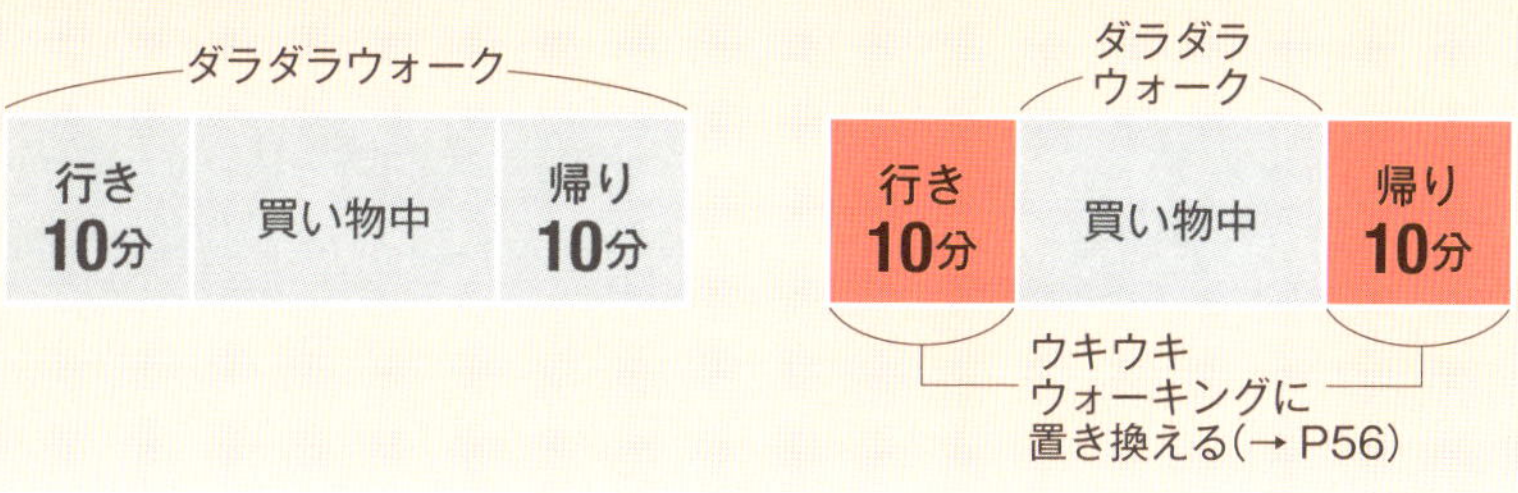
ダラダラウォーク
行き
10分
買い物中
帰り
10分
ダラダラ
ウォーク
行き
10分
買い物中
帰り
10分
ウキウキ
ウォーキングに
置き換える(→ P56)

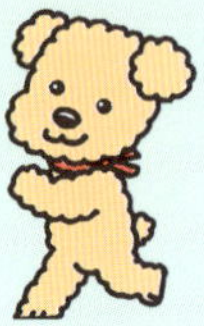

ウォーミングアップから始めよう！

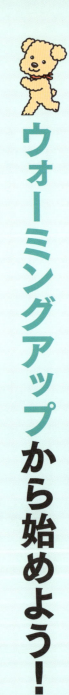

いきなり始めると不整脈の原因に

ウキウキウォーキングを始める前に、まずはウォーミングアップを行いましょう。いきなり運動強度を上げると、心臓はより多くの血液を全身に送らなければならなくなり、大きな負担がかかります。心拍数や血圧が急上昇し、不整脈を引き起こすこともあるので注意が必要です。

ウォーミングアップに適しているのは、ストレッチです。ゆっくり筋肉を伸ばし、柔軟性を維持することで、**関節や筋肉への負担を減らし、転倒によるケガなどを防ぐ**ことができます。

体を温めるだけじゃない！ウォーミングアップの効果

ウォーミングアップの効果はそれだけにとどまりません。体を軽く動かすことで、体温が上がると、**筋肉が温まりスムーズに動く**ようになります。また、**関節を滑らかに動かす滑液《かつえき》の分泌量が増える**ため、体を動かしやすくなります。

さらに交感神経が刺激されることで、体の状態を〝リラックスモード〟から**〝運動に適した状態〟にする**ことができます。**3～5分程度でよいので、運動前のウォーミングアップを、ぜひ習慣に**しましょう。

準備運動❶ 太ももストレッチ

1 両足を肩幅に開き、ひざは軽くゆるめておく。右手でいすの背もたれをつかむ。

2 左手で左足の足首をつかんで背中側に引っ張る。太ももの筋肉が伸びるのを感じながら10～20秒間キープ。これを3～5回くり返す。反対側も同様に行う。

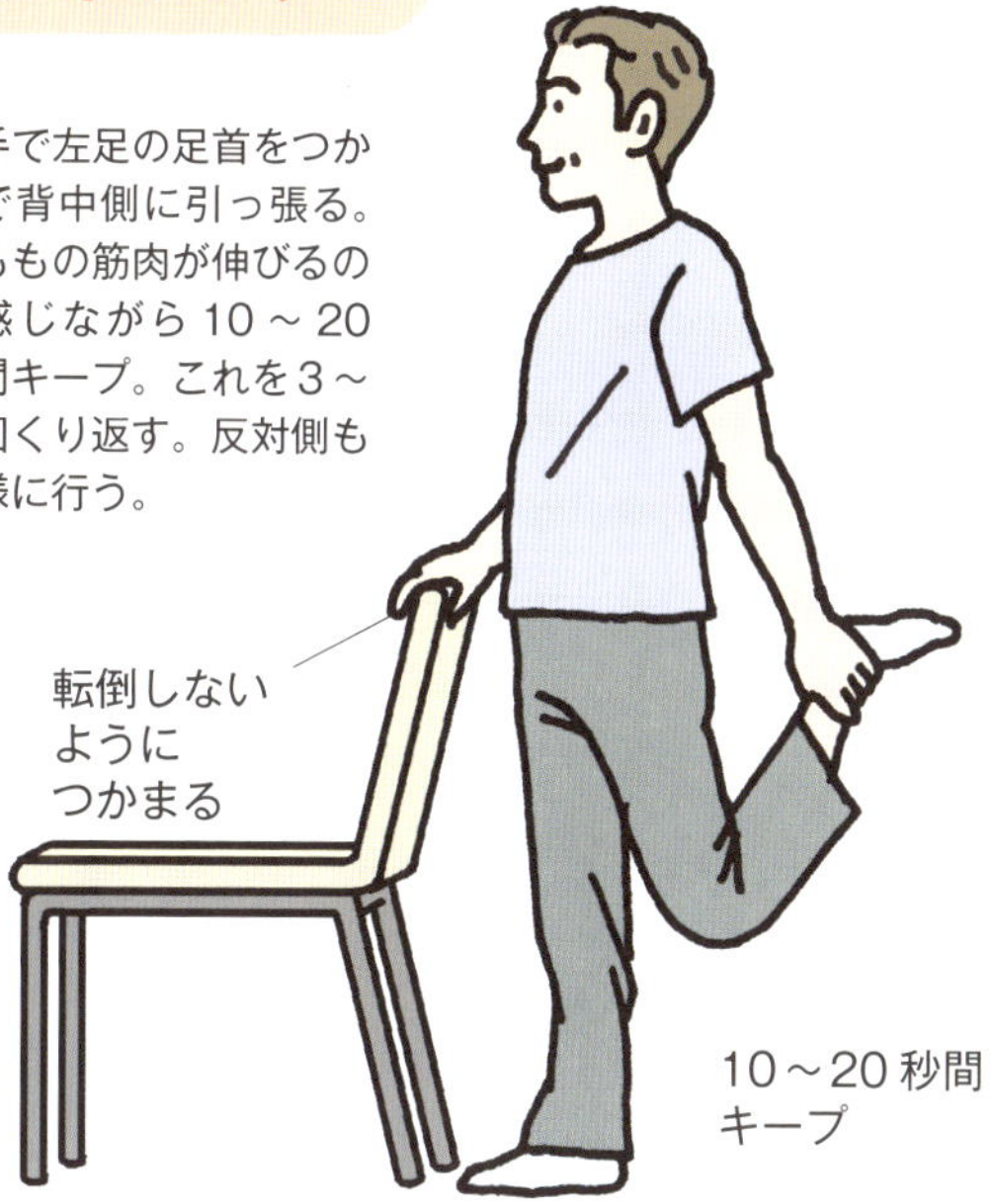
転倒しない
ように
つかまる
10～20秒間
キープ

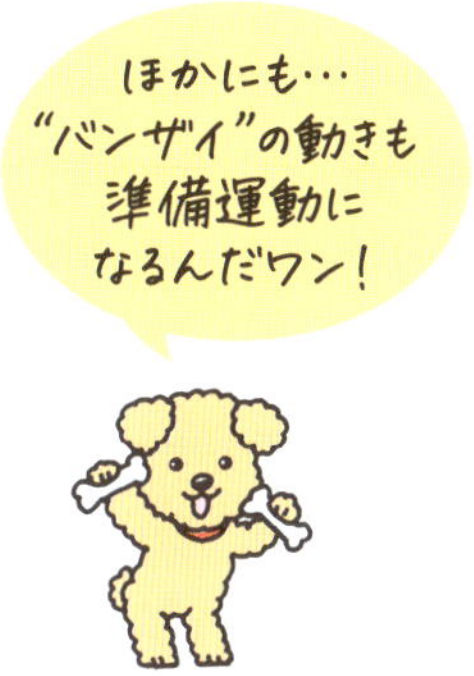
ほかにも…
"バンザイ"の動きも
準備運動に
なるんだワン！

準備運動❷ 肩と腕のストレッチ

1 両足を肩幅に開いて立つ。右手でタオルの端をつかみ、頭の後ろから背中側にたらす。左手でタオルの反対の端をつかむ。

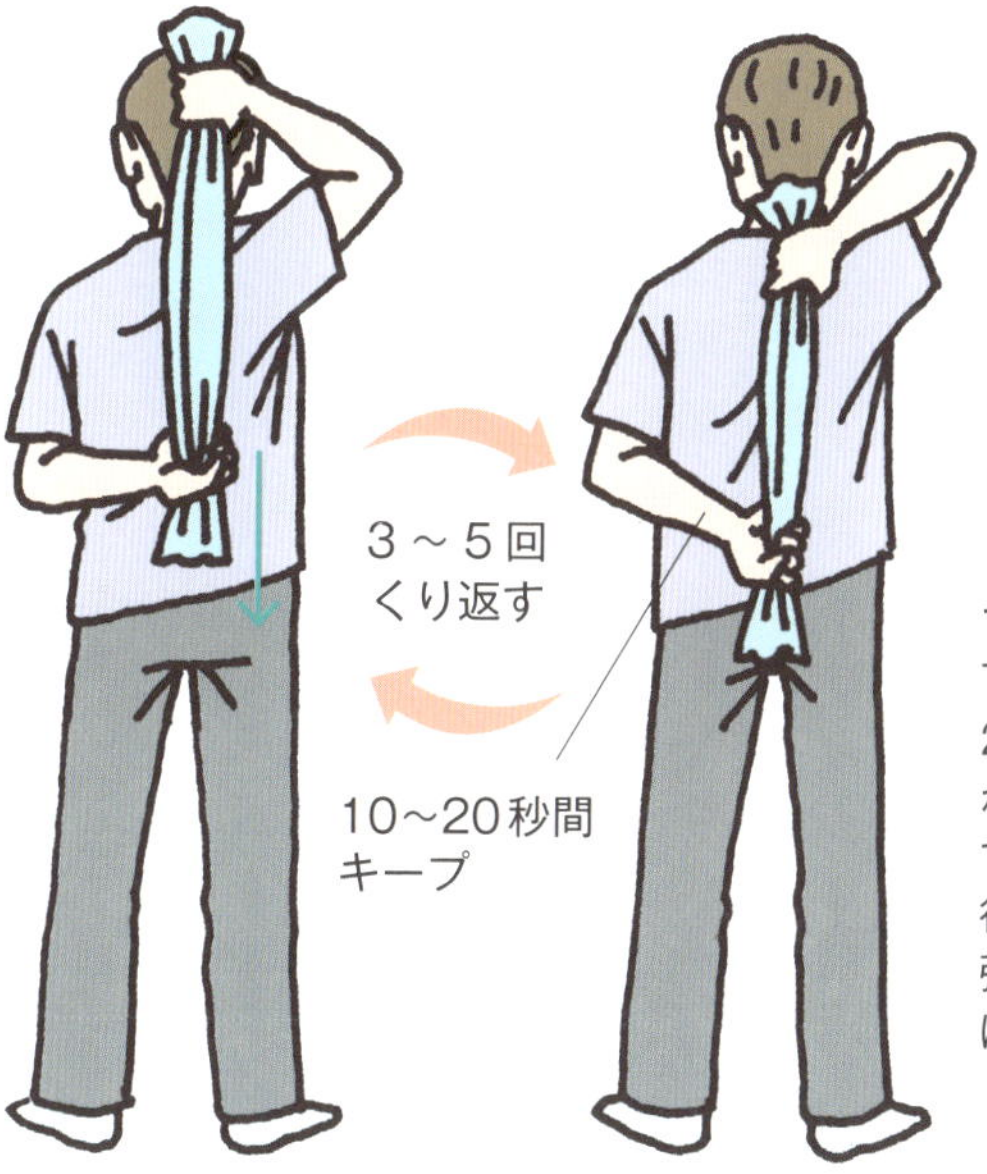
3～5回
くり返す
10～20秒間
キープ

2 1の状態から、左手でタオルをゆっくり下へ引っ張り、10～20秒間キープ。これを3～5回くり返す。反対側も同様に行う。肩に不快感や強い痛みがあるときは中止する。

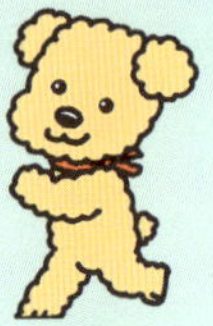

運動前チェックで心臓と対話する

「いつもと違う」と感じたときは無理せず運動量を調節する

ウォーキングなどの有酸素運動は、きついほど健康効果が得られるというものではありません。**無理をすると、逆に心臓に負担がかかるうえ、ケガにつながることも**。その人に合った適切な運動量を設定することが大切です。そこで役立つのが、**「頻度、強度、時間、種類」をもとにした「FITT」の考え方**。医療機関で心臓リハビリを受ける場合は、医師がFITTで運動処方を作成します。自分で運動に取り組む場合も参考になるでしょう。

また、運動前の体調チェックも重要です。「いつもと違う」と感じたら、**無理せず運動量を調節し**ます。気になる症状があれば、ほうっておかずに必ずかかりつけ医に相談してください。

天候に合わせた服装、水分補給にも注意する

服装は通気性がよく、動きを妨げないゆったりしたものを選んでください。陽射しが強いときは帽子をかぶる、寒い時期は手袋をするなど、天候に合わせて調節しましょう。また、**30分以上継続して歩くときは、運動前、運動中、運動後に水分を補給します。気温や湿度が高い日は、熱中症や脱水を起こすこともある**ので注意が必要です。

運動処方の基本「FITT」

F (Frequency)
頻度・回数
週単位で計算

I (Intensity)
強度
脈拍数・心拍数
主観的な感覚

T (Time)
時間
1回の
運動時間

T (Type)
種類
有酸素運動や
筋トレ

運動量(V)(運動効果) ＝ 頻度(F) × 強度(I) × 時間(T)

(「心血管疾患におけるリハビリテーションに関するガイドライン2021年改訂版」〈日本循環器学会ほか〉より作成)

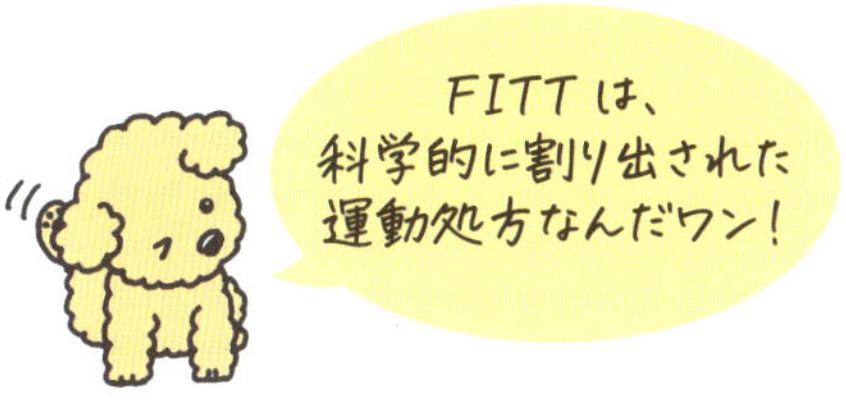
FITTは、
科学的に割り出された
運動処方なんだワン!

運動量は、頻度、強度、時間の3つを掛け合わせて考える。運動量が多いほど、運動効果は大きくなるが、無理は禁物。心臓病がある場合は特に、安全に進めることが大切。強度を弱くして、頻度や時間を増やすことで運動効果をあげるとよい。

運動前チェック

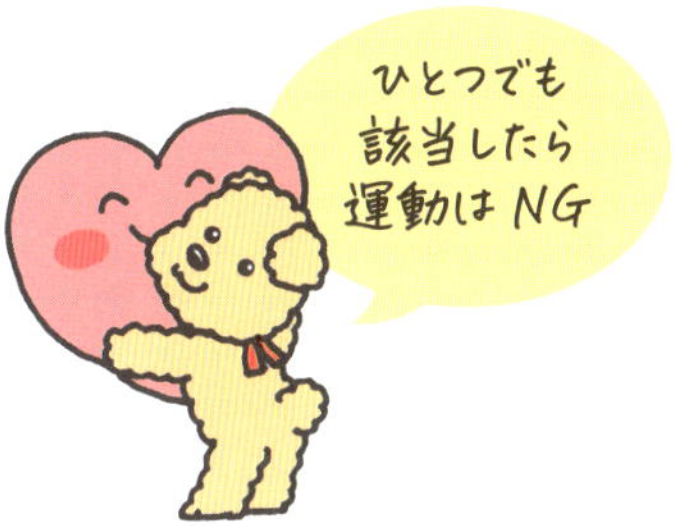
ひとつでも
該当したら
運動はNG

- □ 不安定な狭心症や未治療の心疾患がある
- □ 心疾患を発症したばかり
- □ 心不全が悪化している
- □ 重篤な不整脈がある
- □ 最大血圧が180mmHg以上、最小血圧が100mmHg以上ある
- □ 空腹時の血糖値が250mg/dL以上ある
- □ 1週間で1.5kg以上体重が増えた
- □ 前日の血圧と比較して、20mmHg以上差がある

↓

**これらのうち、ひとつでも該当する場合は、
かかりつけ医に相談して指示を仰ぐ**

ウキウキウォーキングのすすめ

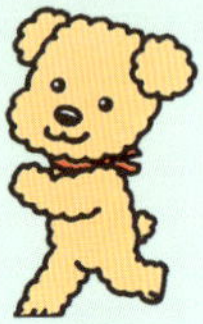

まずは1日3000歩から始めてみよう

心臓を元気に保つためには、1日約30分、歩数にして3000歩ほどのウキウキウォーキングから始めましょう。30分、3000歩といっても、一度に続けて歩かなくても大丈夫です。

たとえば、犬の散歩でウキウキウォーキングをするなら、朝15分・夕方15分で合計30分というように、**1日の合計で考えてください**。1回5分からでもよいので、毎日、ウキウキウォーキングを続けてみましょう。歩数計やスマホのアプリで歩数をチェックすると励みになります。

歩幅をしっかり、さっそうと歩こう

ウキウキウォーキングの大きなポイントは、2つあります。まずひとつは、**歩幅をしっかりとる**こと。歩幅を広くすれば自然と背筋も伸びますし、足裏や太ももの筋肉も使えるようになります。

2つめのポイントは速度です。ゆっくり景色を見ながら、誰かとおしゃべりしながら歩くのも気分転換にはなりますが、十分な運動効果は期待できません。**めざすのは「ややきつい」と感じる程度の速度**。脈拍数を測るなら、安静時の脈拍数+30*を目安にしてください。

*ベータ遮断薬を内服している場合は、安静時の脈拍数+20

有酸素運動❶ ウキウキウォーキング

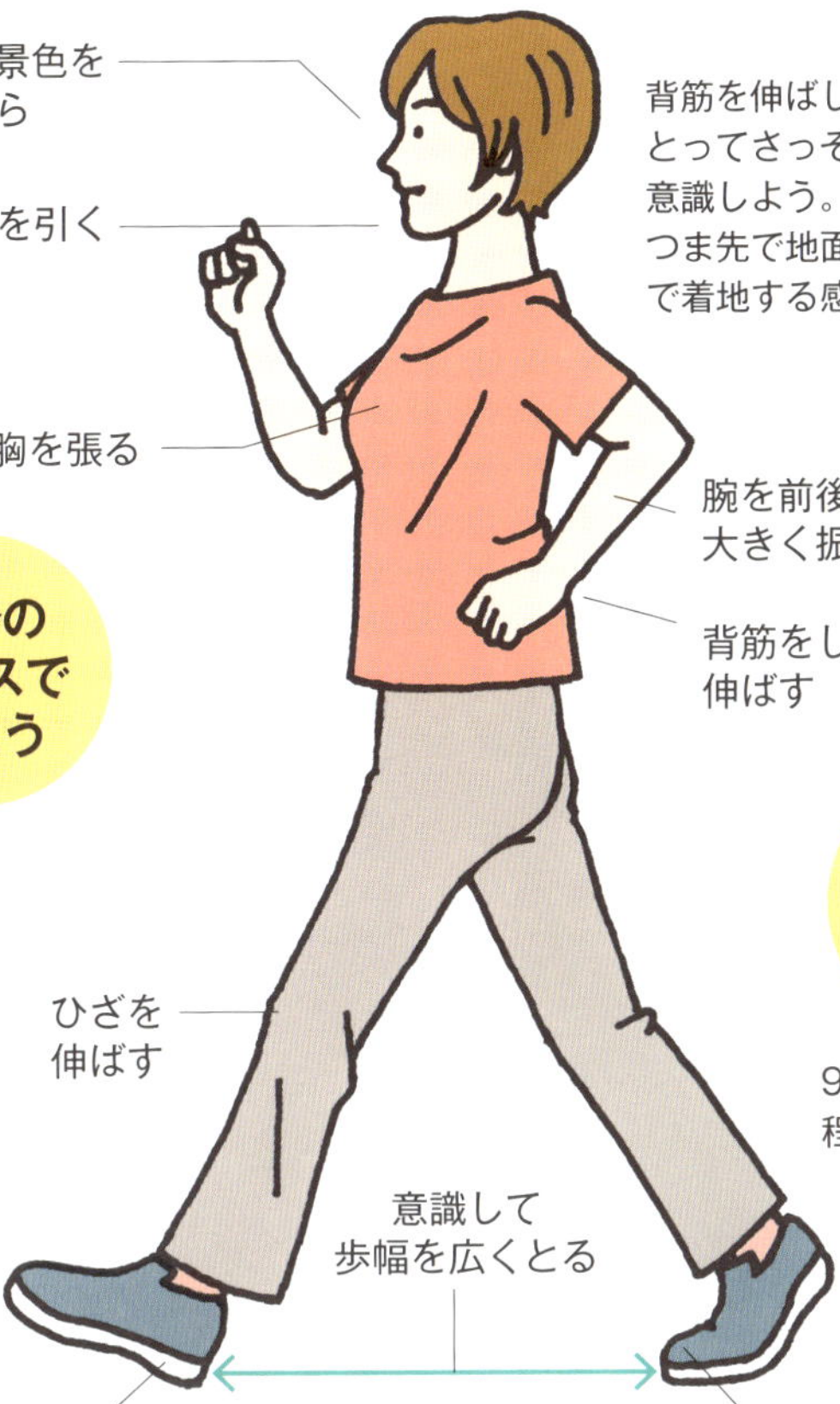
遠くの景色を
見ながら
あごを引く
胸を張る
腕を前後に
大きく振る
背筋をしっかり
伸ばす
ひざを
伸ばす
意識して
歩幅を広くとる
かかとで着地する
つま先で蹴り出す

背筋を伸ばし、歩幅を広めにとってさっそうと歩くことを意識しよう。すると、自然につま先で地面を蹴り、かかとで着地する感覚が生じる。

息切れしない程度に

自分のペースで歩こう

シューズ選びも大切

スポーツ用のシューズで、クッション性に優れたものがよい。足先と横幅に適度な余裕があり、1足400g前後のものがよい。

オーバーワークに要注意！

90分を超えない程度にとどめよう

「ボルグスケール*」で自分のペースを守ろう

●自分で感じる運動強度

ややきついと感じるペースで歩こう。

6	7	8	9	10	11	12	13	14	15	16	17	18	19	20
	非常にラク		かなりラク		ラクである		ややきつい		きつい		かなりきつい		非常にきつい	

＊運動強度を客観的に評価する指標

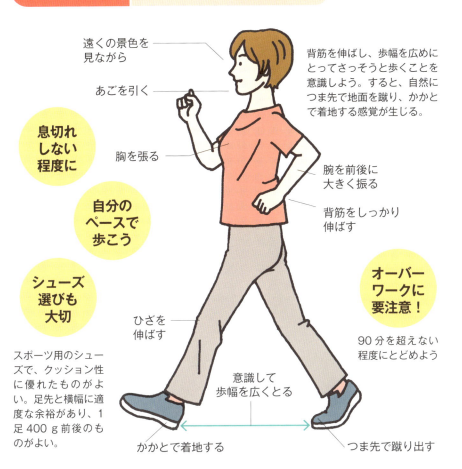

雨の日にはステップ運動を

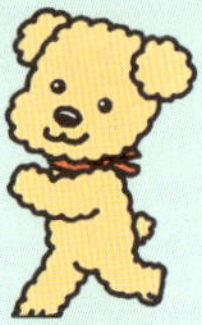

有酸素運動❷　ステップ運動

ウォーキングができない雨や雪の日は、室内でのステップ運動がおすすめ。踏み台は体力に合わせて、高さ10～20㎝のものを選んでください。家の階段などを利用してもよいでしょう。

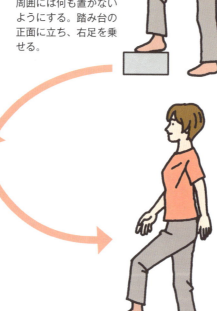

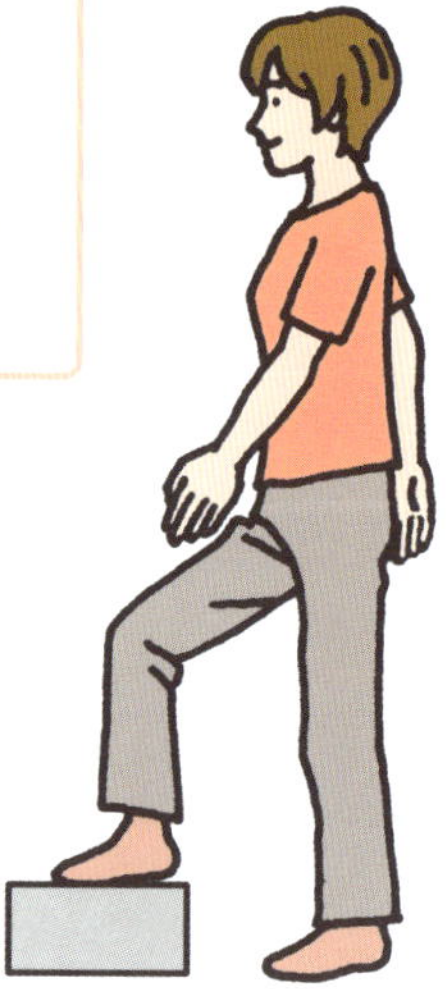

1 平らで安全な場所に踏み台を置く。踏み台の周囲には何も置かないようにする。踏み台の正面に立ち、右足を乗せる。

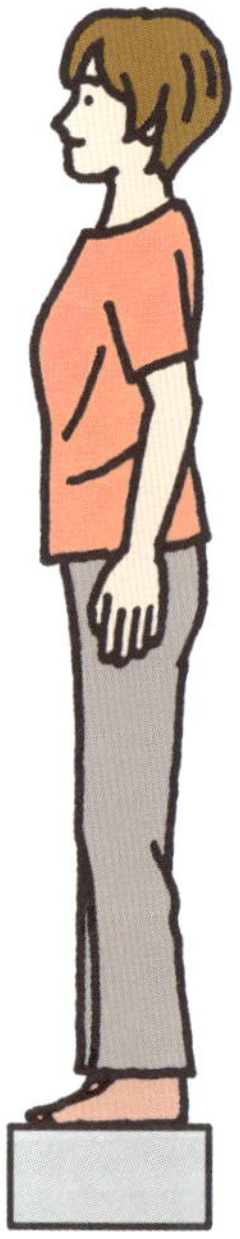

2 さらに左足を踏み台に乗せる。背筋、足腰を伸ばしてまっすぐ立つように意識する。

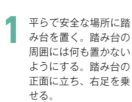

3 先に乗せた右足から順に下ろし、両足を下ろしたら、次は左足から踏み出し、同様にくり返す。これを1セットとして、5～10回くり返す。1日3セットを目標に行う。

Column

心臓のSOSに気づいたら……

▼運動中に一時的な症状が見られた

- □ 上半身（胸や腕、首、あごなど）に締めつけられるような感じがある
- □ 不快な息切れが起こる

ひとつでもあれば……

↓

運動を中止する

その後医師の診察を受け、運動を継続すべきか判断を仰ぐ。

▼運動中・日中・夜間に激しい症状が起こった

- □ 胸のあたりに強い痛みがある
- □ 呼吸困難がある
- □ めまい、ふらつき、多量の発汗が見られる
- □ 運動中もしくは、運動後の心拍数が前日より10回／分以上増えた
- □ 運動中に動悸や頻脈、徐脈などの不整脈の症状が出た

ひとつでもあれば……

心臓病を患ったことがない

- ↓ すぐに治まった → **様子を見て受診する**
- ↓ 痛みが続く → **すぐに救急車を呼ぶ**

心臓病の既往歴がある

↓ **すぐに救急車を呼ぶ**

心臓病の既往歴がある人で痛みなどの症状がある場合､「ちょっと様子を見よう」というのは危険。命にかかわる緊急事態なので、ためらわずに119番を。

Q4

ストレスと心臓病の関係を調べた調査によると、［　　　　　］の直後、心臓病を発症した人の割合が大きく増えました。［　　　　　］に入るのは、下のA～Cのどれでしょうか。

A　2021年に開催された東京オリンピック

B　2019年に行われた消費税増税

C　2011年に発生した東日本大震災

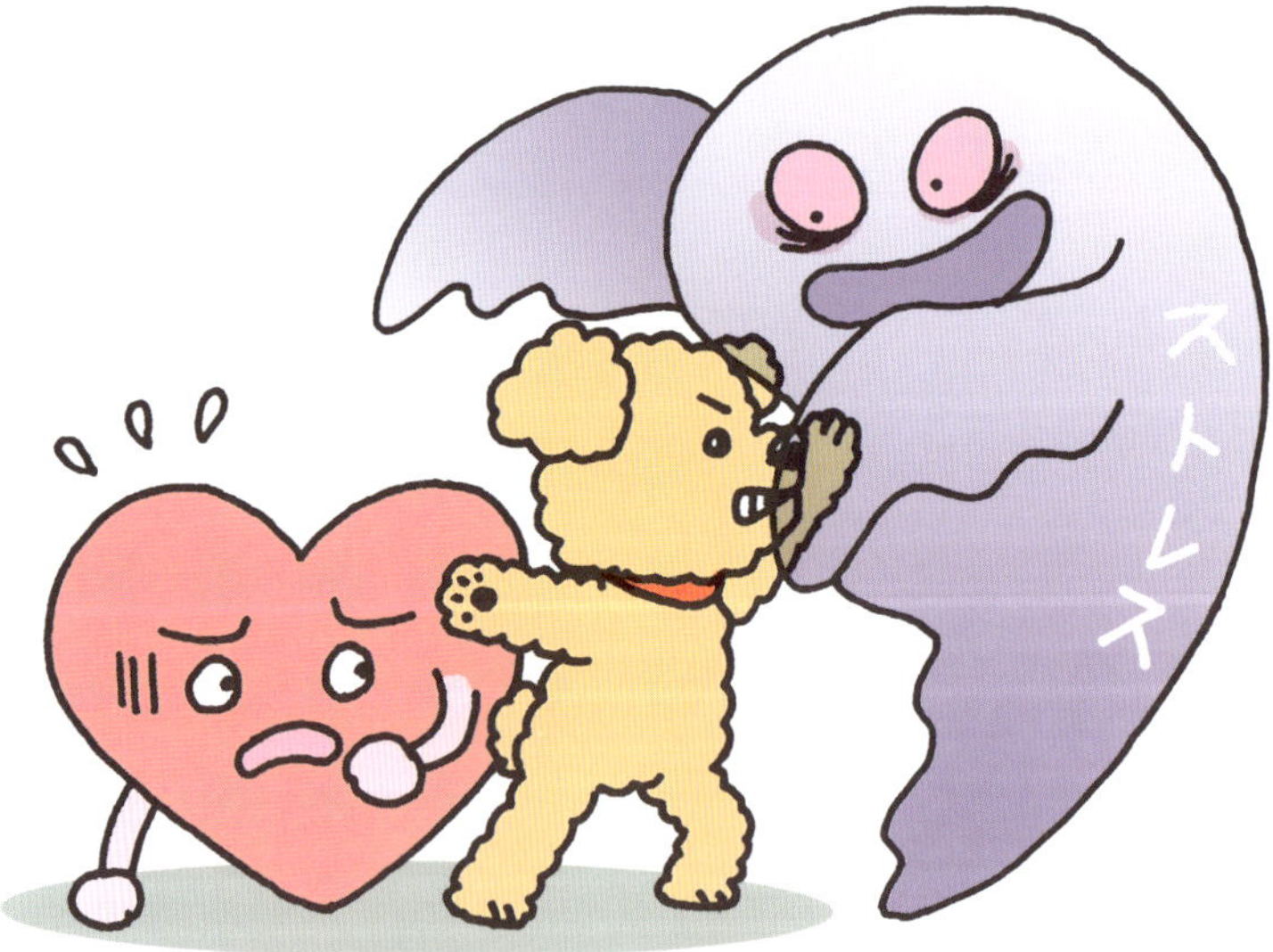

習慣≫4

ストレスから心臓を守る

ストレスを緩和して自律神経のバランスを保つ

答え C

東日本大震災直後は、心不全や狭心症、心筋梗塞などの発症率が増加した。特に心不全は、震災後、長期間にわたって増加傾向が続いた。

過度なストレスが心臓をいじめる

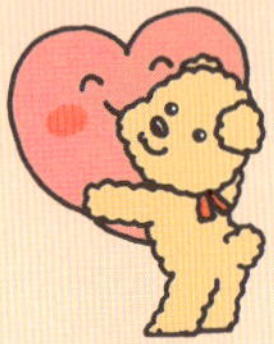

さまざまな出来事が危険因子になりうる

運動不足と並んで、**心臓病の大きな危険因子となるのがストレス**です。そもそもストレスとは、外部からの刺激によって生じる、生体の反応のことです。ストレスを引き起こす刺激は実にさまざま。暑さや寒さなどの環境要因もあれば、家族との別離や結婚、昇進などのライフイベントも原因となります。ストレス社会といわれる現代、ストレスをゼロにすることはできません。**心臓を守るためには、運動や趣味などで、ストレスをうまく逃がす解消法を身につける**ことが大切といえるでしょう。

ストレスホルモンが突然死の引き金になることも

大震災後や新型コロナウイルスの感染拡大など、**強いストレスがかかる状況下では、心臓病を発症する人の割合が大きく増える**ことがわかっています。

身体的なストレスだけでなく、精神的なストレスもまた、心臓にはよくありません。ストレスがかかると、副腎から「アドレナリン」「ノルアドレナリン」「コルチゾール」などの**いわゆるストレスホルモンが分泌されます**。これらは、交感神経を活性化させ、心拍数や血圧を上げ、**不整脈や胸痛発作、突然死の引き金になる**こともあります。

悪いことだけでなく、よいこともストレスになる

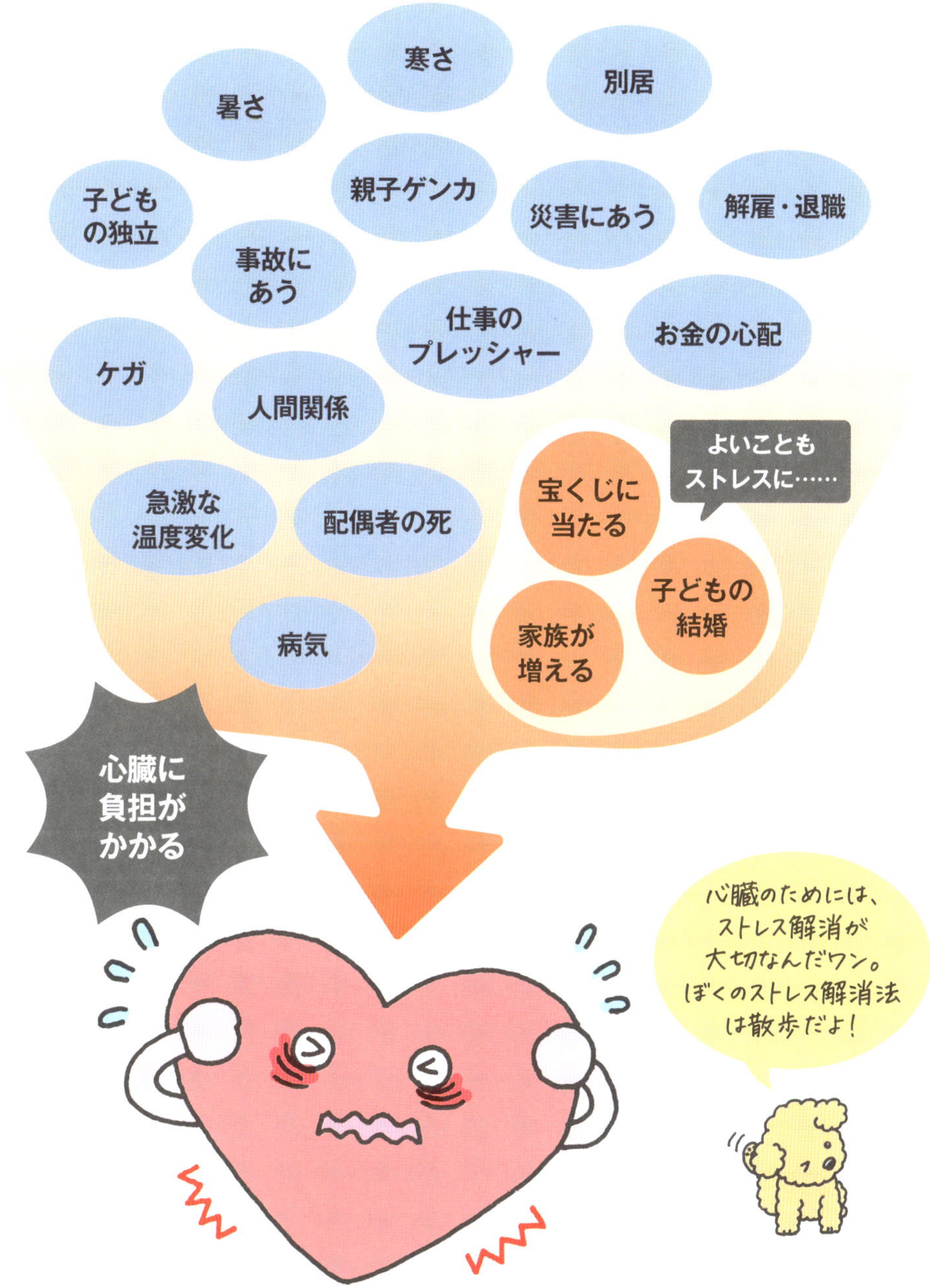

自律神経の乱れが心臓を直撃する

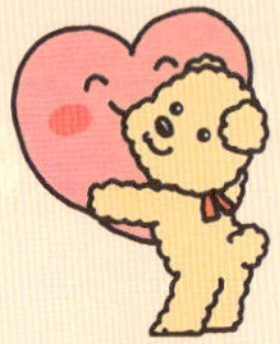

自律神経は揺れ動きながらバランスを保っている

心臓は私たちが起きているときも、眠っているときも、24時間365日休むことなく働いています。この**心臓の働きを司っているのが「自律神経」**です。自律神経には**「交感神経」と「副交感神経」の2つ**があります。

交感神経は、バリバリ活動するのに適した、いわゆる〝戦闘モード〟です。交感神経が活性化しているときは、心拍数も血圧も高くなります。一方、副交感神経は〝リラックスモード〟。心拍数は落ち着き、血圧も下がります。交感神経と副交感神経は、やじろべえのように揺れ動きながら、バランスをとって働いています。

ストレスや運動不足がアクセルを強化する

ストレスを抱えていたり、運動不足だったりすると、自律神経のバランスに乱れが生じます。交感神経の働きが強くなり、1日の自律神経のリズム（→P67）も崩れてしまいます。**常にアクセルを踏みっぱなしの状態ですから、心臓には大きな負担**がかかります。リラックスできる時間をきちんととって、アクセルとブレーキのバランスを保つことが、心臓の健康につながります。

自律神経の働きとバランス

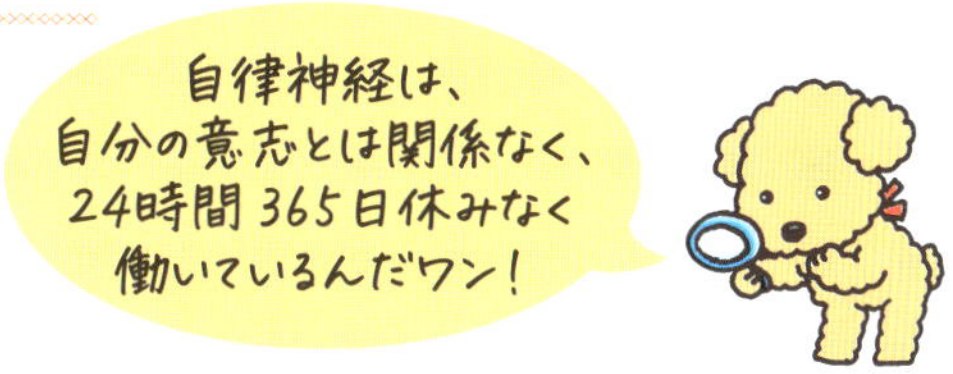
自律神経は、
自分の意志とは関係なく、
24時間365日休みなく
働いているんだワン！

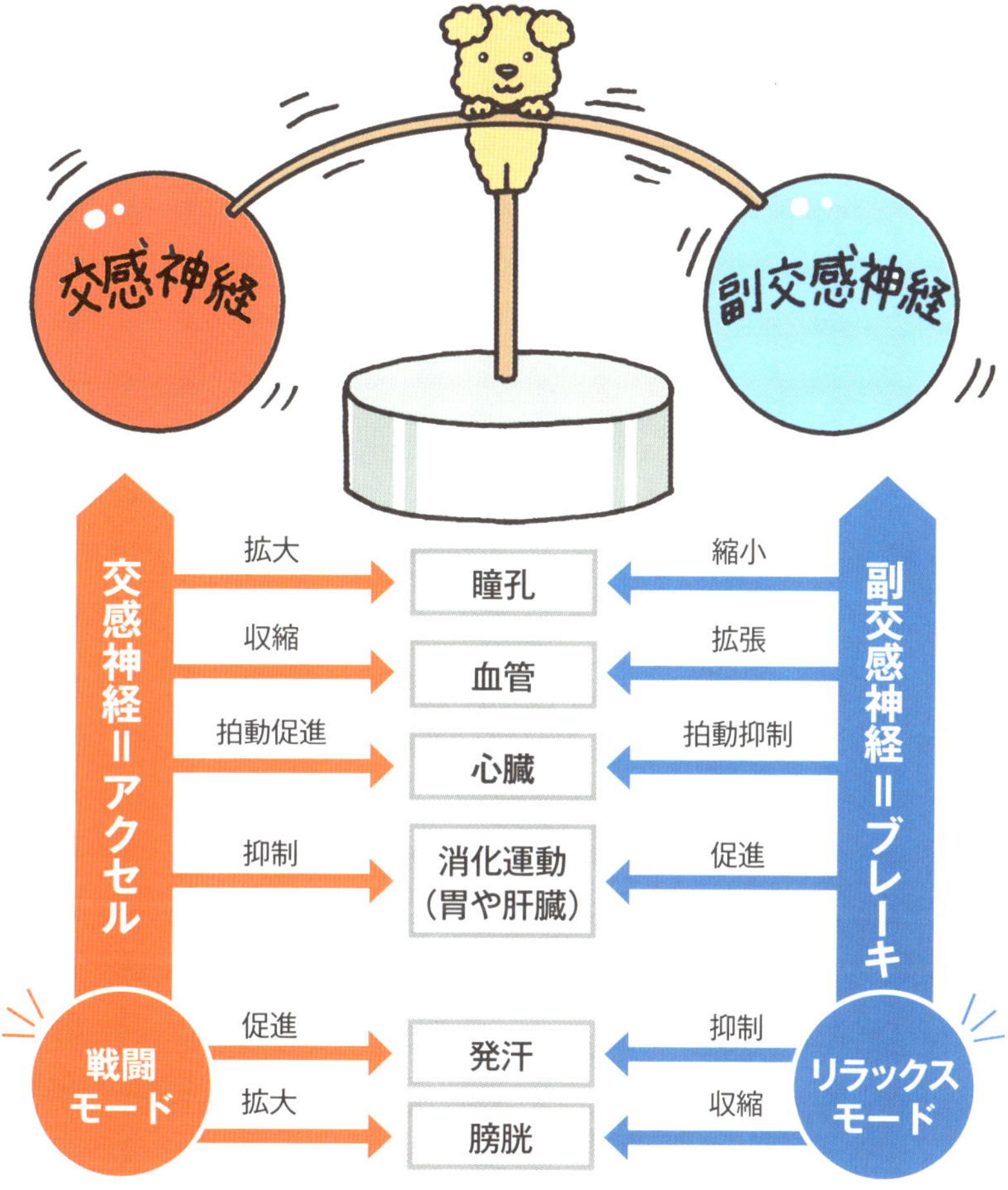
交感神経
副交感神経
交感神経＝アクセル
副交感神経＝ブレーキ
拡大
瞳孔
縮小
収縮
血管
拡張
拍動促進
心臓
拍動抑制
抑制
消化運動（胃や肝臓）
促進
戦闘モード
リラックスモード
促進
発汗
抑制
拡大
膀胱
収縮

自律神経とは、拍動や血圧、体温、消化、排泄など、生命維持に必要な活動を司る神経系のこと。戦闘モードをつくる「交感神経」と、リラックスモードをつくる「副交感神経」は、1日の生活のなかで、揺れ動きながらバランスを保っている。ただし、慢性的なストレスや過度なストレスがかかると、このバランスが乱れて心臓病をはじめさまざまな症状が現れるようになる。

起床時はゆとりをもって動く

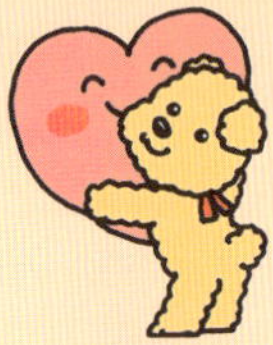

心臓病の発作は朝起こりやすい

交感神経と副交感神経は1日のなかで、大きな波を描いています。朝方から徐々に血圧や血糖値が上がり始めます。日中は、交感神経が活性化し、心臓はフル回転する〝戦闘モード〟になります。一方、夕方から夜になると副交感神経が活性化し、心臓は〝リラックスモード〟になります。

1日のリズムのなかで、**心筋梗塞などの発作が起こりやすいのは、副交感神経から交感神経に切り替わる、朝の時間帯**です。起床後は脱水状態で、血液がかたまりやすいことも要因となります。

決まった時刻に起床する。行動はあわてずゆっくりと

車の運転でも、いきなりアクセル全開で発進すると事故を起こしかねません。**朝の時間帯は、ゆとりをもって行動**するよう心がけてください。

まず**毎日決まった時刻に起床**することが大事です。カーテンを開けて日光を浴び、体をしっかり目覚めさせましょう。**洗顔は温水がおすすめ**です。冷たい水は交感神経を刺激し、心臓に負担をかけるからです。脱水状態を改善するために**水分をしっかり補給**し、**心身が落ち着いた状態で、朝食やトイレをすませる**ようにしてください。

自律神経のリズム

●理想的な1日のリズム

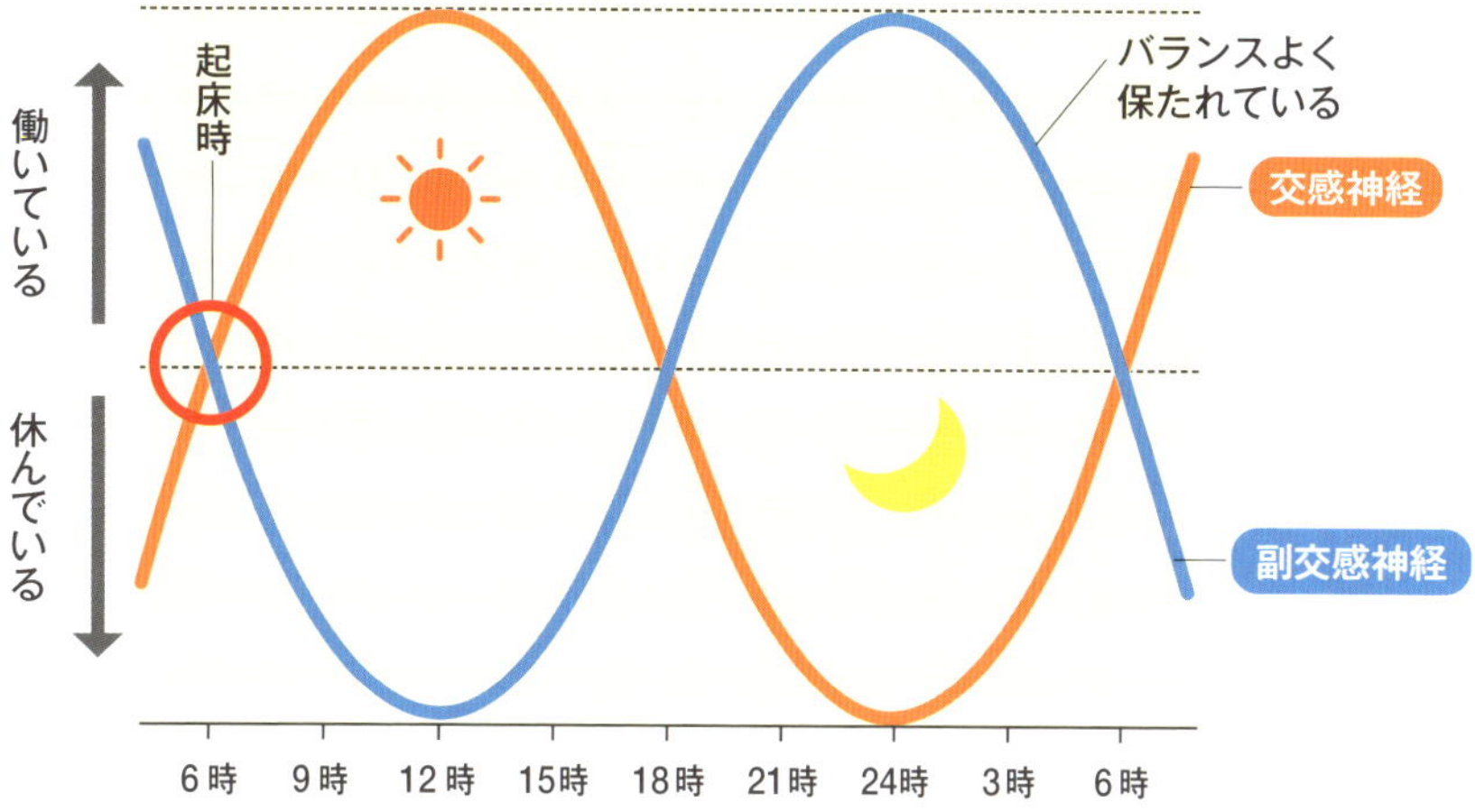

朝方から日中は交感神経が活性化し、夕方から夜間は副交感神経が活性化して、心臓の働きをコントロールしている。

●起床時にあわただしくすると……

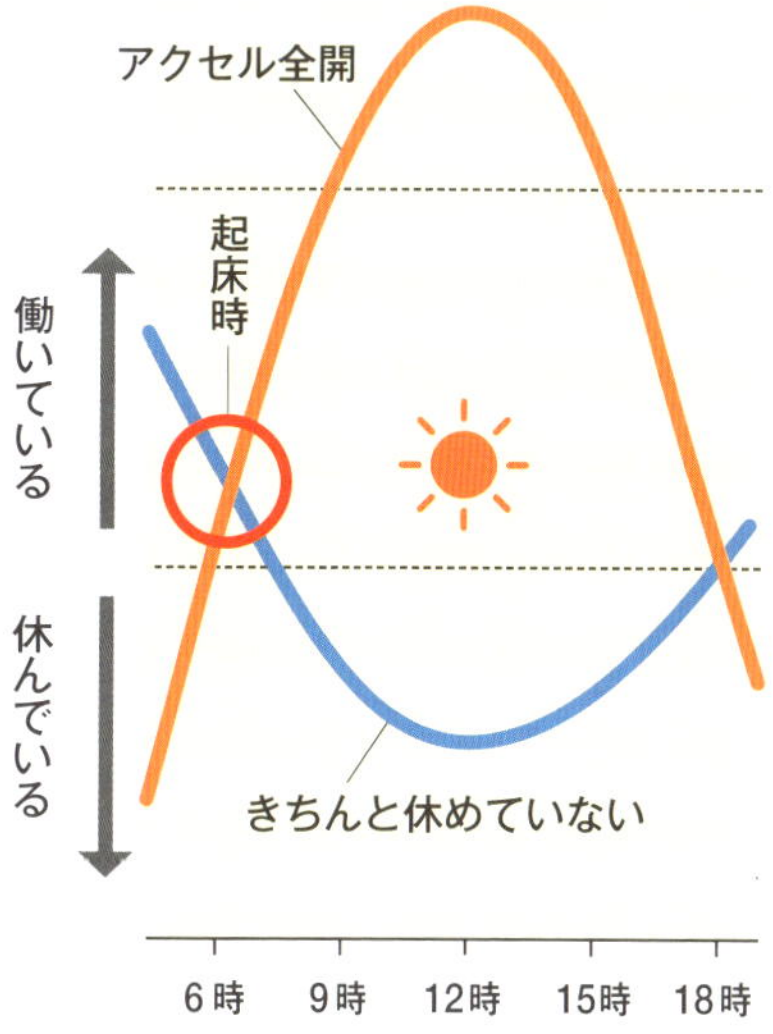

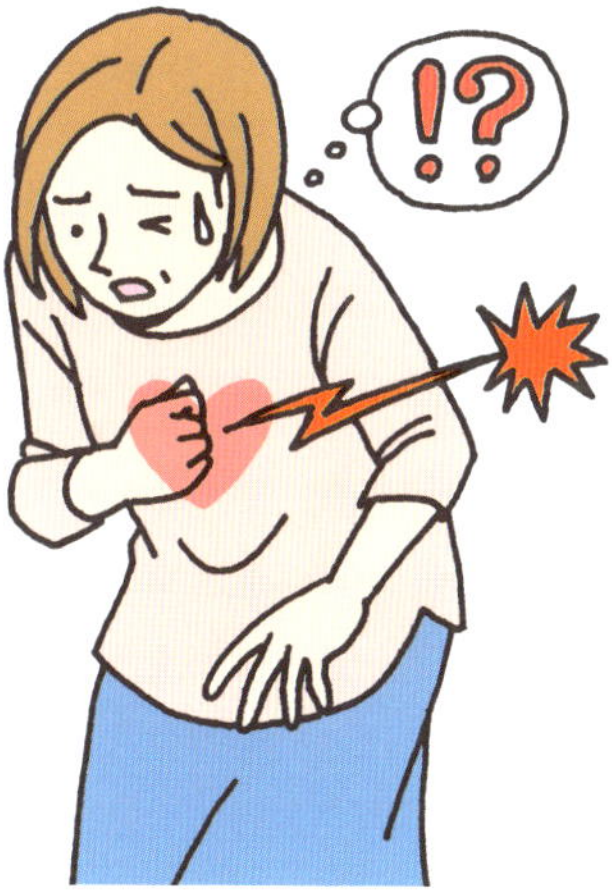

朝は副交感神経から交感神経に切り替わる時間帯。起床時にあわただしく行動すると心臓に負担がかかり、心臓発作のリスクが高くなる。ゆとりをもった行動を心がけよう。

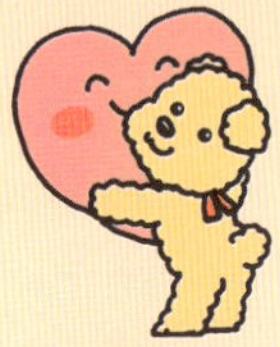

心臓は寒暖差にも弱い

冬場のトイレは危険。いきみにも注意する

気温が低くなる**冬場は、心臓にとって危険な季節**です。体の熱を逃がさないよう血管が収縮するので血圧が上がります。心臓は頑張って血液を送り出さなければならず、負担がかかるのです。

特に気をつけたいのが冬場のトイレ。気温が低い場所でズボンを脱いだり、いきんだりすることで、さらに血圧が上がりやすくなります。スムーズに排便できるよう、**便秘予防**に努めてください。また小さなヒーターを置くなど、**温度差を小さくする工夫**も大切です。

脱衣所と湯船との寒暖差にも注意。入浴する前に温めておく

冬の風呂場も、注意が必要な場所です。寒い脱衣所や浴室から湯船に入ると、**急激な温度変化で心臓にストレス**がかかります。血圧が乱高下して、心筋梗塞や脳出血などを起こし、**突然死に至ることも少なくありません（ヒートショック）**。

心臓の負担を減らすには、**温度変化を小さくするのがポイント**です。脱衣所はヒーターで、浴室は温水のシャワーや湯船の湯気で温めておきましょう。湯温は38～40℃で、半身浴がよいでしょう。長風呂は避けて、10分程度にとどめてください。

寒さ・いきみ対策が必要

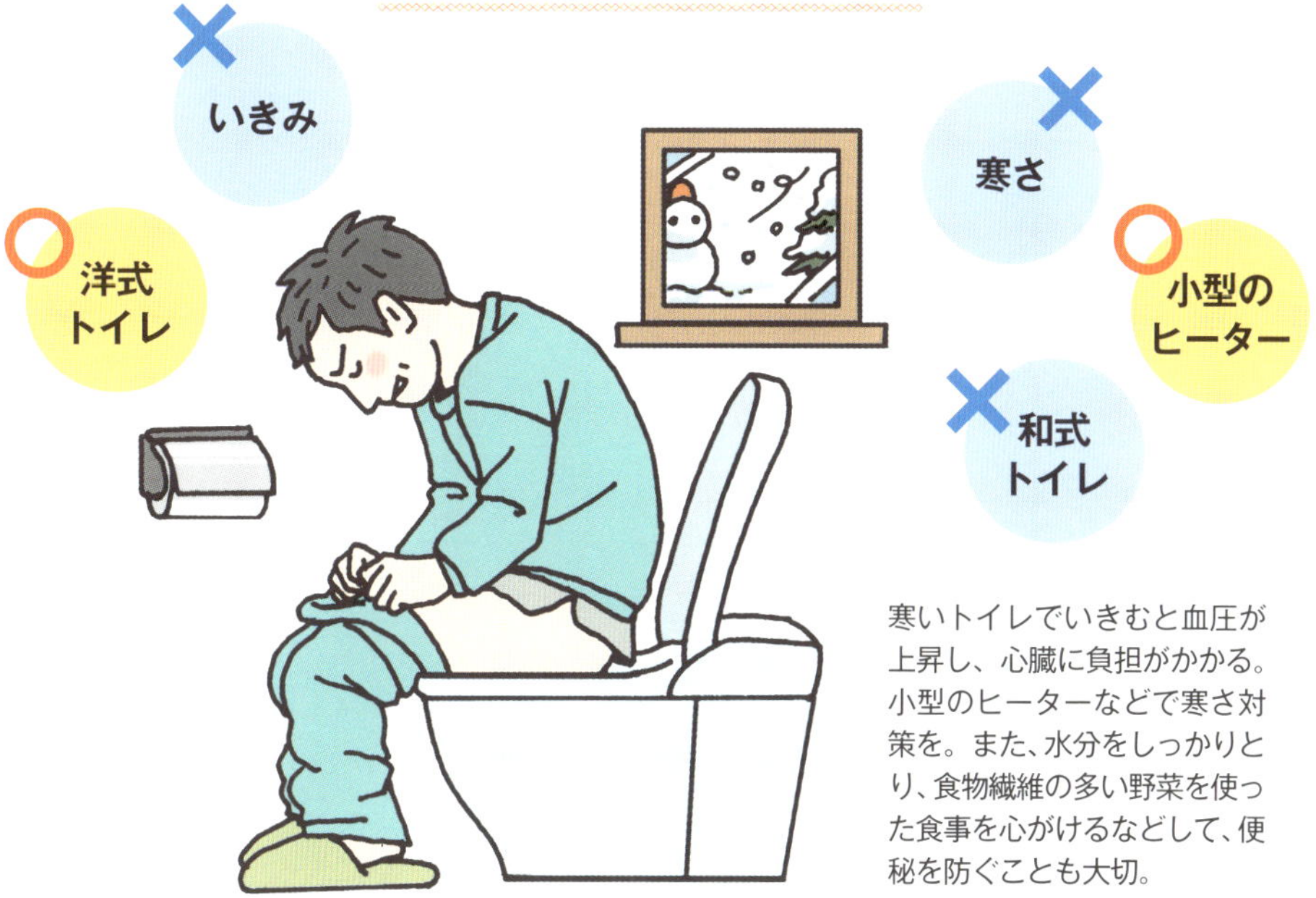

寒いトイレでいきむと血圧が上昇し、心臓に負担がかかる。小型のヒーターなどで寒さ対策を。また、水分をしっかりとり、食物繊維の多い野菜を使った食事を心がけるなどして、便秘を防ぐことも大切。

ぬるま湯半身浴のすすめ

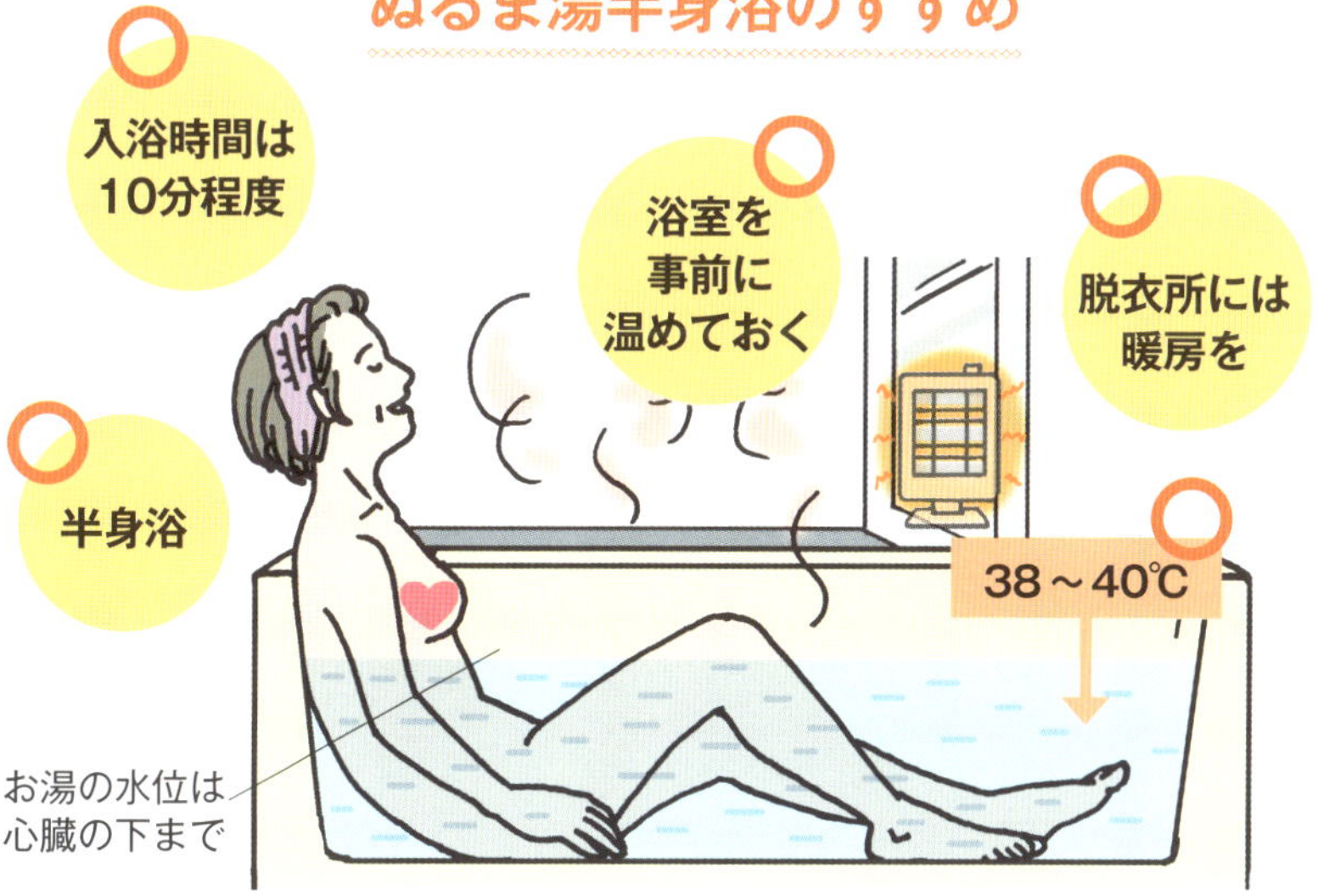

心臓への負担が少ない「ぬるま湯半身浴」を習慣にする。特に心疾患のある人や血圧が高い人、肥満の人は要注意。温度変化が激しいサウナは避けて。

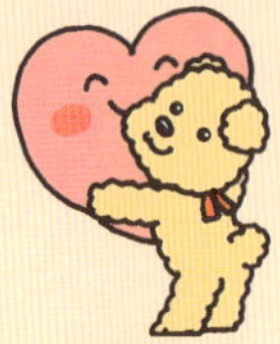

ネガティブ思考が強い人は要注意

日本人に多いのは不安や抑圧を抱えるタイプ

心臓病と行動・性格の関係を調べた研究では、特定のタイプの人に心臓病が発症しやすいことがわかっています（→P16）。このうち、日本人に多いタイプとして近年注目されているのが、**ネガティブ思考が強く、対人関係に不安を抱えているタイプ**です。また、**不安や怒り、抑うつなどのネガティブな感情を心の中にため込んでしまう傾向**も、日本人に多い性格とされています。左ページのチェックで3つ以上該当する人は、リスクが高いと考えられるので要注意です。

〝配偶者がいない〟〝信頼できる友人がいない〟も危険因子

ある研究によると「独身で信頼できる友人がいない心臓病患者は、そうでない心臓病患者に比べて、5年間の死亡率が約3倍高い」と報告されています。**周囲のサポートを受けられるかどうかも、心臓病と関連**がありそうです。性格や環境をすぐに変えるのは難しいかもしれませんが、**小さなことでクヨクヨしない、悩みごとを誰かに話してみる**など、できることから始めてみましょう。最近は、気軽に受けられるカウンセリングサービスもあるので、利用してみてもよいでしょう。

ネガティブ思考チェック

□ 対人関係で引っ込み思案になりやすい

□ 不幸せだと感じることが多い

□ 初対面の人との会話は苦手だ

□ ささいなことで過度に騒ぎ立ててしまう

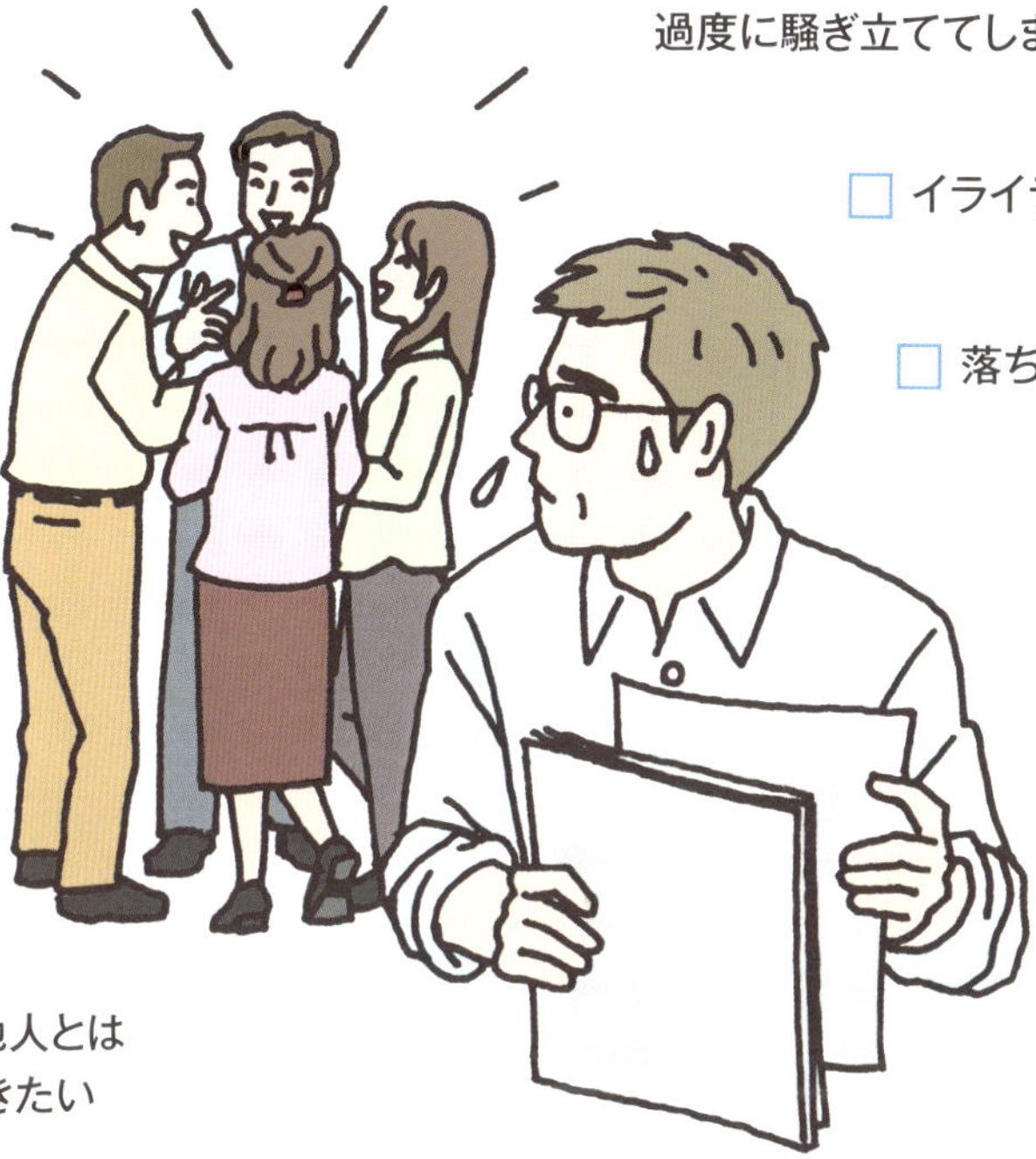

□ イライラしやすい

□ 落ち込みやすい

□ なるべく他人とは距離を置きたい

□ 物事を悲観的に見てしまう

□ よく機嫌が悪くなる

□ 会話でその場にふさわしい話題が思いつかない

□ 何かと問題ごとが絶えない

当てはまるものに✓を入れてみよう。3つ以上✓がついた人はネガティブ思考の強いタイプ。自分なりのストレス解消法を探し、休養をとることを心がけよう。

（The Japanese Journal of Health Psychology,Vol.27 Special issue より一部改変）

Q5

食習慣の欧米化によって、
日本人の食生活は大きく変化しました。
A～Cのどの変化が心臓病の発症に
影響をもたらしたでしょうか。

A　さらに魚を食べるようになった

B　魚よりも野菜を食べるようになった

C　魚よりも肉を食べるようになった

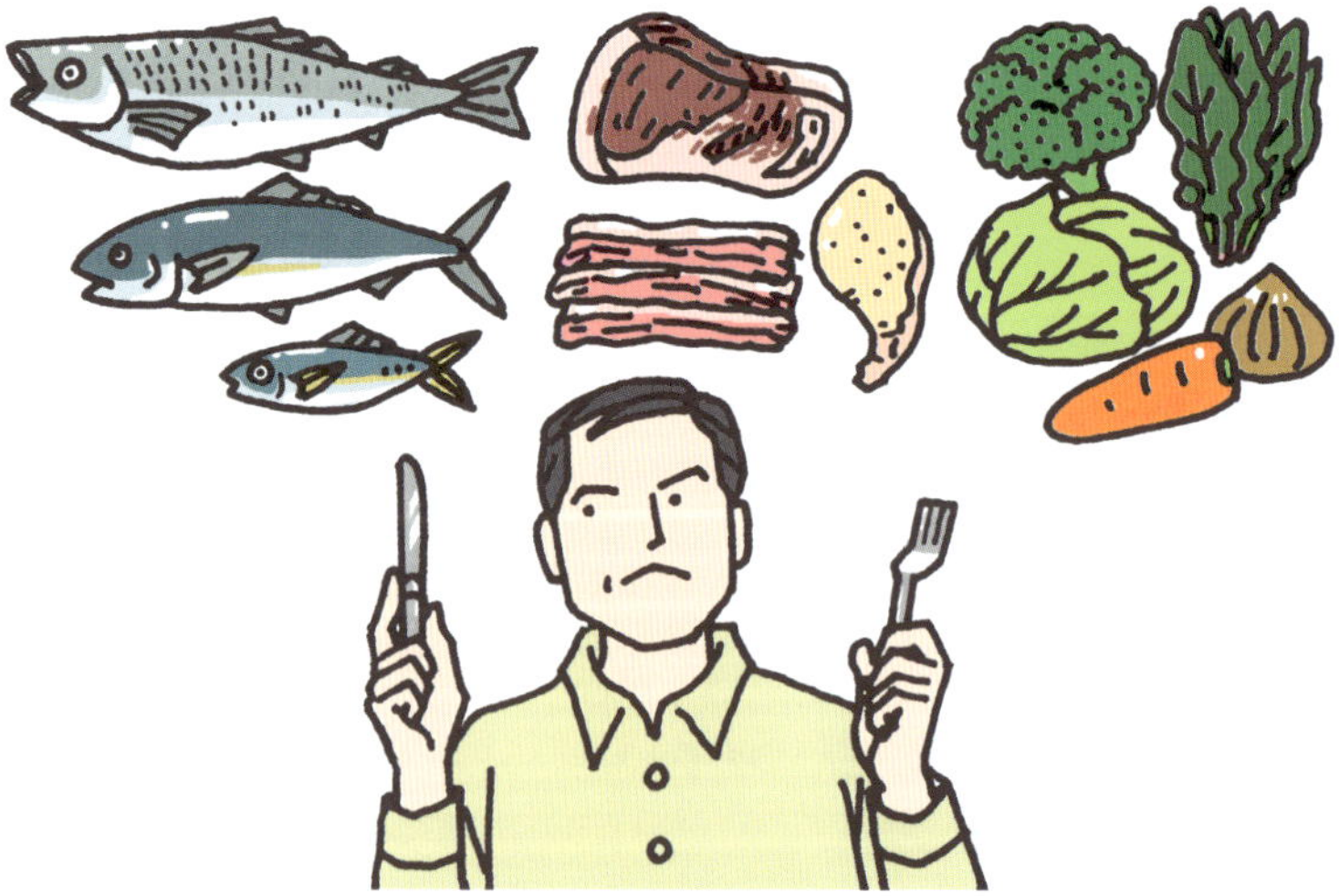

習慣≫5

心臓が嫌がる食べ物を避ける

食習慣を見直して、生活習慣病を遠ざける

答え C

昔の日本人は魚介類を、肉類の2倍以上食べていたが、2011年を境に魚介類よりも肉類を食べる量が上回っている。

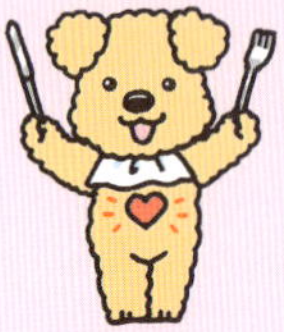

心臓・血管にやさしい食事法

食事を抜かない、食べすぎないが基本ルール

1日の食事回数については、いろいろな説がありますが、朝食・昼食・夕食の1日3回を基本と考えてください。朝食を抜くと、集中力の低下や血糖値の急変動、自律神経の乱れにもつながります。また、1日2食にすると、強い空腹感からかえってドカ食いしてしまい、肥満の原因になることもあります。必要な栄養素をしっかりとるためにも、**食事は1日3回、適量をバランスよくとる**ことが大切です。**これが心臓・血管にやさしい食事法の基本**と心得ましょう。

まず野菜から。食べる順番にもこだわりを

空腹の状態で、いきなりご飯や麺類などの糖質をとると、血糖値が急激に上がります。血糖値の急上昇は血管にダメージを与えるうえ、肥満にもつながります。**血糖値の上昇をゆるやかにするためには、食物繊維が豊富な野菜を最初に食べる**とよいでしょう。あとからとった糖質の吸収を抑えてくれますし、GLP‐1という消化管ホルモンの分泌を促進して、血糖値の急上昇を防いでくれます。GLP‐1には食欲を抑える働きもあるので、食べすぎ防止にもつながります。

心臓にやさしい食事法 —— ４つの目的

目的1 塩分を控えて血圧を下げる

高血圧は、心臓や血管に直接的に負担をかけるので、血圧のコントロールは重要。食品選びや調理法の工夫で、できるだけ塩分を減らそう。

目的2 食べすぎを見直して肥満を解消する

肥満によって、さまざまな生活習慣病にかかりやすくなる。甘いものや脂っこいものを食べすぎていないか振り返ってみよう。

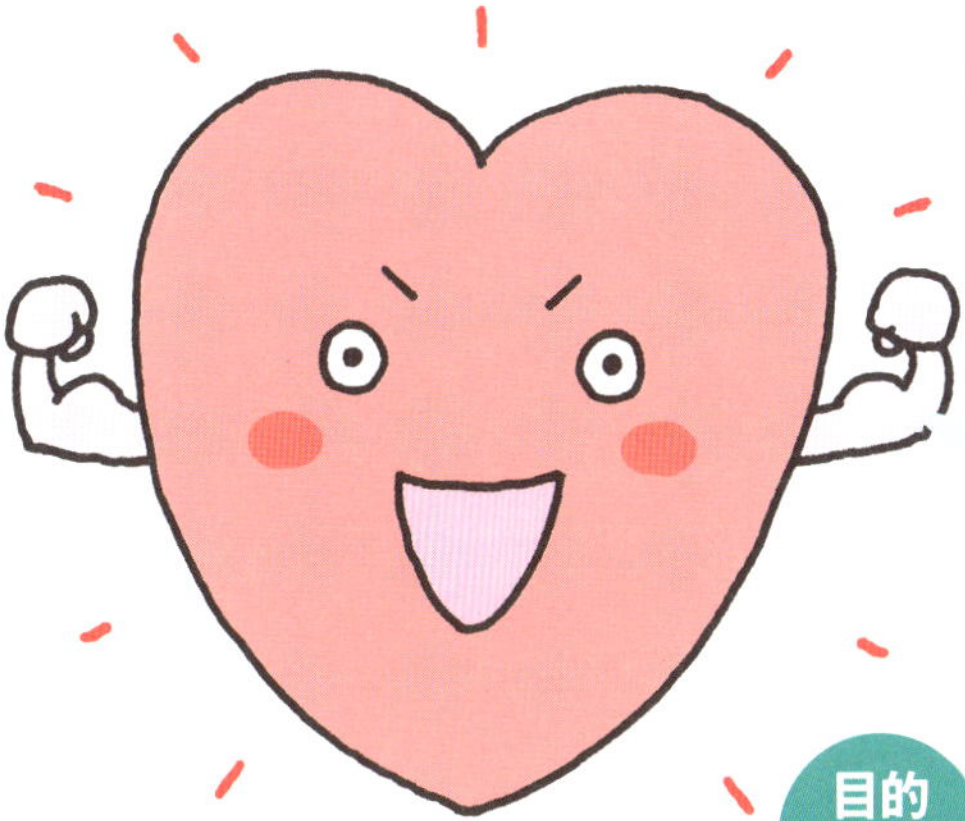

目的3 食物繊維をとって血糖値を改善する

高血糖や血糖値の急変動が続くと、血管がダメージを受ける。食物繊維をしっかりとる、糖質のとり方に気を配るなどして、血糖値を正常範囲に保つことを心がける。

目的4 脂質のとり方を見直し、動脈硬化を防ぐ

血液中に脂質の多い状態が続くと、動脈硬化が進みやすくなる。脂質をとりすぎないことと、脂質の種類を選んでとることが大事。

心臓につながる血管の健康を維持するために食生活の改善は欠かせません

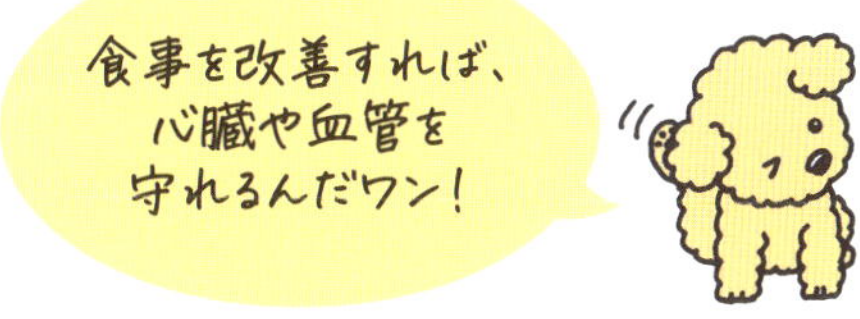
食事を改善すれば、
心臓や血管を
守れるんだワン！

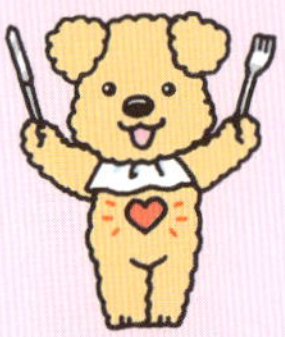

塩分を減らすコツをつかむ

加工肉やカップ麺など塩分の多い食品は控える

日本人の塩分摂取量は、1日平均9～11gといわれています。しかし、**厚生労働省が推奨する1日の塩分摂取量は、男性が7.5g未満、女性が6.5g未満。高血圧の人は**というと、日本高血圧学会は**1日6g未満を目標値**として掲げています。

つまり、高血圧の人もそうでない人も、塩分をかなりとりすぎているのが現状。目標を達成するには小さな減塩の工夫を積み重ねていくことです。まずは加工肉やカップ麺など塩分の多い食品や外食を減らすことから始めましょう。

コツをつかんで徐々に薄味に慣らしていく

1日3食のなかで考えると、最も減塩しやすいのは、おうちでつくって食べる「朝食」ではないでしょうか。**朝食の塩分をほぼゼロに抑えておけば、昼食と夕食の減塩もラクになります**。たとえば、バナナやりんごなどの果物に、低糖質のシリアル、牛乳やヨーグルトを組み合わせれば、栄養バランスもよく、ほぼゼロ塩分を実現できます。

ほかにも塩分を減らすコツを紹介します。できることから試してみてください。続けるうちに、徐々に薄味に慣れていきます。

塩分を減らす８つのコツ

コツ1 だしをしっかりとる
▼
うま味が強いと塩分を控えられる。

コツ2 酸味や辛味を利かせる
▼
酸味や辛味などを加え、味にパンチを持たせると薄味が気にならなくなる。

コツ3 汁物は残す
▼
みそ汁は１日１杯まで。ラーメンの汁は飲み干さずに残すことで塩分をカットできる。

コツ4 温かいものは温かいうちに食べる
▼
温かさも味わいのうちのひとつ。薄味を気にせずに食べられる。

コツ5 新鮮な食材を使う
▼
旬の食材はうま味が強く、塩分を控えられる。

コツ6 減塩・低塩の調味料を使う
▼
いつもの量を使っても塩分を控えられる。また、かけるのでなく、つけて食べる方がよい。

コツ7 加工肉はできるだけ食べない
▼
ハム、ベーコン、ウインナーなどの加工肉は、塩分が多いので食べすぎに注意。

コツ8 焼き目をつけて香ばしさを出す
▼
香りと味わいで、塩味が薄くても気にならない。

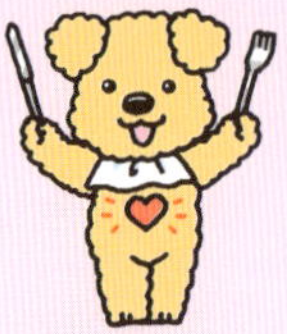

食品の脂質に気をつける

量だけでなく、質をしっかり考える

脂質は重要なエネルギー源のひとつ。細胞膜やホルモンの材料としても欠かせない栄養素ですから、極端に減らすのはよくありません。総摂取**エネルギー量の20〜25%を目安**としてください。

注意が必要なのは**脂質の種類を選ぶ**こと。脂質には「飽和脂肪酸」と「不飽和脂肪酸」があり、不飽和脂肪酸はさらに「一価不飽和脂肪酸」と「多価不飽和脂肪酸」に分けられます。**とりすぎに気をつけたいのが、肉の脂身などに多い飽和脂肪酸。逆に意識してとりたいのが青魚などに多い多価不飽和脂肪酸**です。LDLコレステロールや中性脂肪を減らし、心臓や血管を守ってくれます。

コレステロールは卵・魚卵・内臓に多く含まれる

かつては「コレステロールの多い卵は1日1個まで」とよくいわれました。しかし、コレステロールの大半は体内で合成され、食事の影響はあまり受けないことが明らかになっています。そのため、卵も1日2、3個ほどなら、問題ありません。

ただ**コレステロール値の高い人は、卵だけでなく、魚卵や、肉・魚の内臓類のとりすぎには注意**したほうがよいでしょう。

脂質はバランスを考えてとる

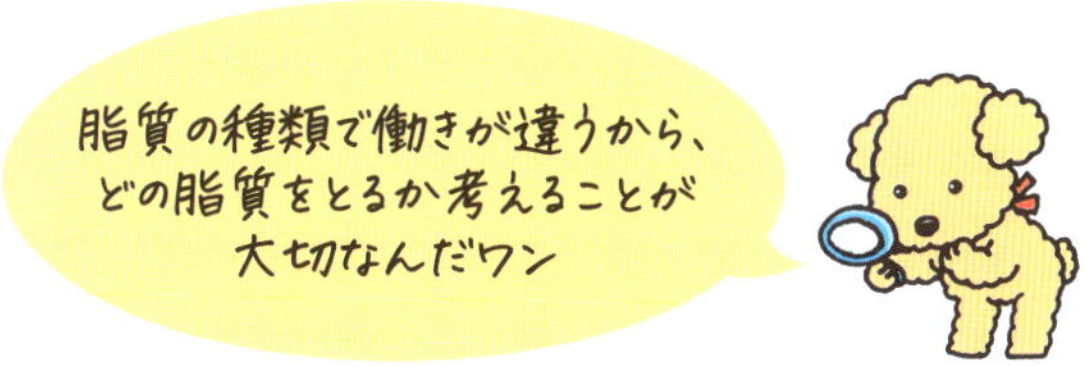
脂質の種類で働きが違うから、
どの脂質をとるか考えることが
大切なんだワン

飽和脂肪酸

飽和脂肪酸のとりすぎに注意!

- 肉の脂身
- ラード（豚脂）
- ヘット（牛脂）
- ヤシ油
- 牛乳
- バター
- チーズ　など

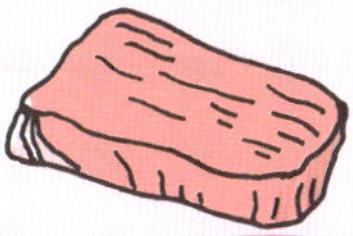

肉や乳製品に多く含まれる

●理想的な摂取エネルギー比率

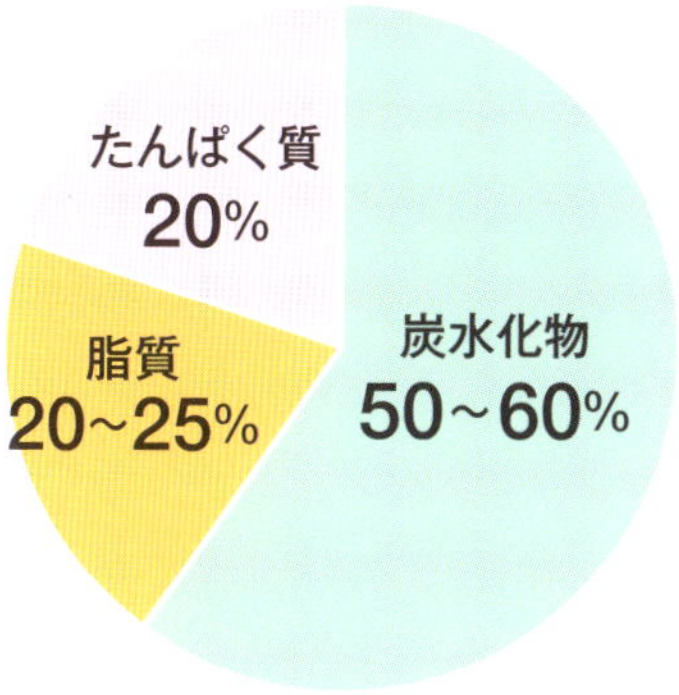
たんぱく質
20%
脂質
20~25%
炭水化物
50~60%

不飽和脂肪酸

多価不飽和脂肪酸

オメガ - 6系

- サンフラワー油
- ヒマワリ油
- コーン油

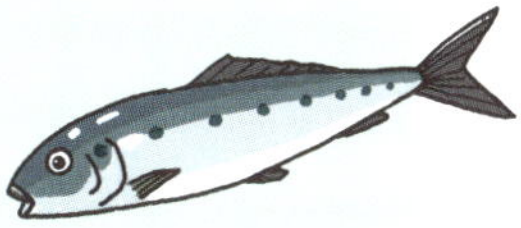

オメガ - 3系

- EPA・DHA（青魚）
- えごま油
- 亜麻仁油

加熱に弱い

一価不飽和脂肪酸

- オリーブ油
- キャノーラ油
- ナッツ類　など

酸化しにくく炒め油にも最適

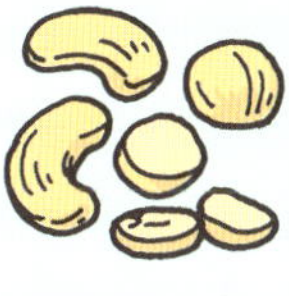

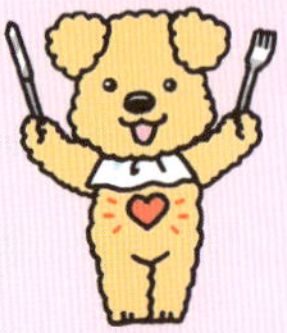

食物繊維をしっかりとる

ネバネバした野菜や海藻が特におすすめ

食物繊維は人の消化酵素では消化できない成分ですが、便として排出されるまでの間に大活躍します。**便通を整えたり、血糖値の急上昇を抑えたりするほか、コレステロールや中性脂肪を減らす**作用もあります。心臓や血管を守る強い味方として積極的に取り入れましょう。特におすすめなのはオクラなどのネバネバ野菜と、もずくなどのネバネバ海藻です。水に溶けやすい水溶性食物繊維が豊富で、ネバネバがある分、胃腸内を通過するのに時間がかかり、食べすぎ防止にも役立ちます。

果物は1日150gが目安。とりすぎは逆効果

果物は、食物繊維やビタミンが豊富です。さらに、体内の余分な塩分を排泄するカリウムも多く、血圧を下げる効果もあります。

ヘルシーなイメージが強いのですが、**果物には、糖質の一種である「果糖」も多く含まれています。**肥満や血糖値を上げる原因にもなるので、とりすぎには注意してください。**1日100〜150gを目安**にしましょう。バナナ1本、かき1個、大きめのみかん1個でそれぞれ100g、りんごなら半分で100gとなります。

食物繊維が多く含まれる食品

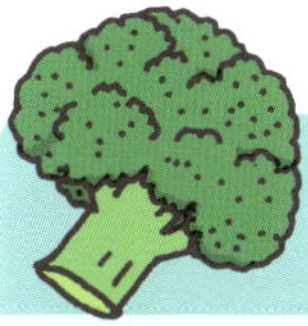

野菜

オクラ、モロヘイヤ、
ツルムラサキ、アシタバ、
ジュンサイ、キャベツ、レタス、
セロリ、玉ねぎ、白菜、
ほうれん草、れんこん、ごぼう、
だいこん

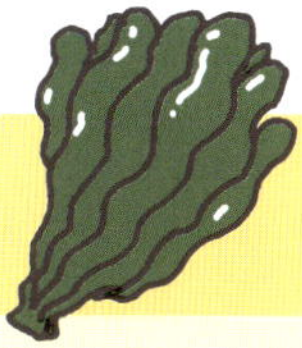

海藻

わかめ、こんぶ、ひじき、
もずく、めかぶ、あおさ、のり

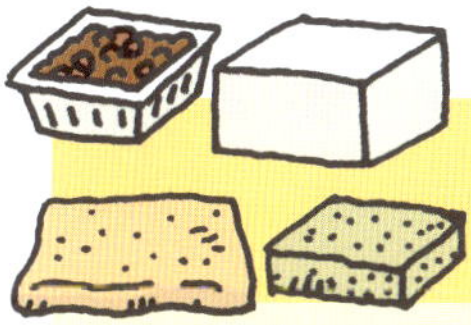

豆類・大豆製品

大豆、そら豆、レンズ豆、
ひよこ豆、えんどう豆、
豆腐、納豆、油揚げ、豆乳、
大豆もやし

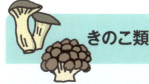

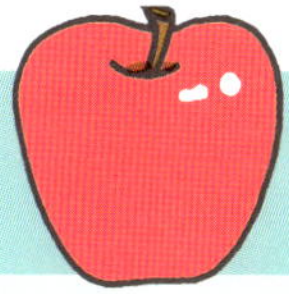

果物

バナナ、いちご、もも、キウイ、
メロン、パイナップル、
ブルーベリー、マンゴー、
りんご、なし、ぶどう、かき、
みかん、オレンジ、
グレープフルーツ

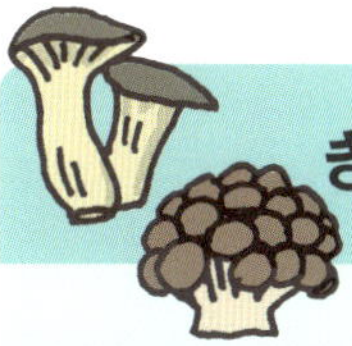

きのこ類

なめこ、しいたけ、しめじ、
まいたけ、エリンギ、
えのきだけ、きくらげ

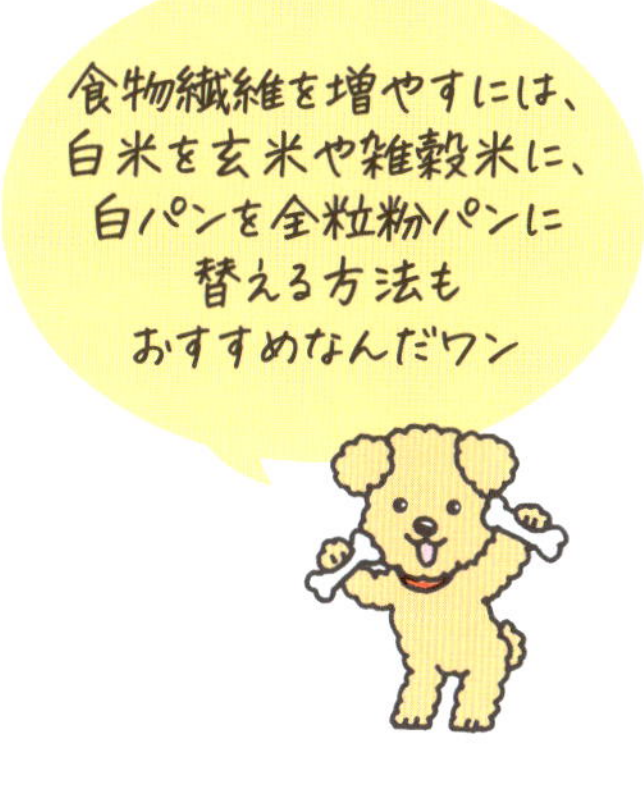
食物繊維を増やすには、
白米を玄米や雑穀米に、
白パンを全粒粉パンに
替える方法も
おすすめなんだワン

積極的に魚を食べる

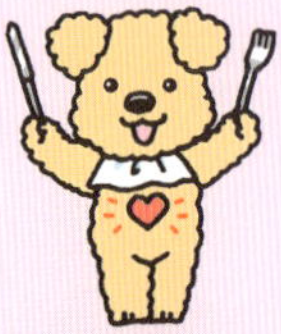

さばやさんま、いわしなどの青魚をもっと食卓に

ここ2、3日で食べたメイン料理を思い出してみてください。ほとんどが肉料理で魚は食べなかった、という人も多いのではないでしょうか？　日本人は、かつては肉の2倍以上の魚を食べていました。1週間のうち、4～5日は魚料理だったわけです。

特に**さばやさんま、いわしなどの青魚には、健康効果の高い不飽和脂肪酸が多く含まれています。意識して食べる機会を増やしましょう**。水煮缶でも手軽にとれます。

外食は塩分が高め。できるだけおうちご飯を

外食のメニューは一般に味つけが濃く、塩分が多く含まれています。エネルギー量が高く、脂肪も多いため、**毎日のように外食する人は、生活習慣病のリスクが高まります**。外食ゼロは難しいかもしれませんが、週1～2回程度を目安にし、おうちご飯を中心にしていきましょう。

外食するときは、栄養バランスを意識してメニューを選ぶことが大切。肉料理より魚料理を選ぶ、エネルギー量や脂肪・塩分が少ない料理を選ぶなど、心臓や血管にやさしい食事を心がけましょう。

心臓にいい食品をもっと取り入れよう

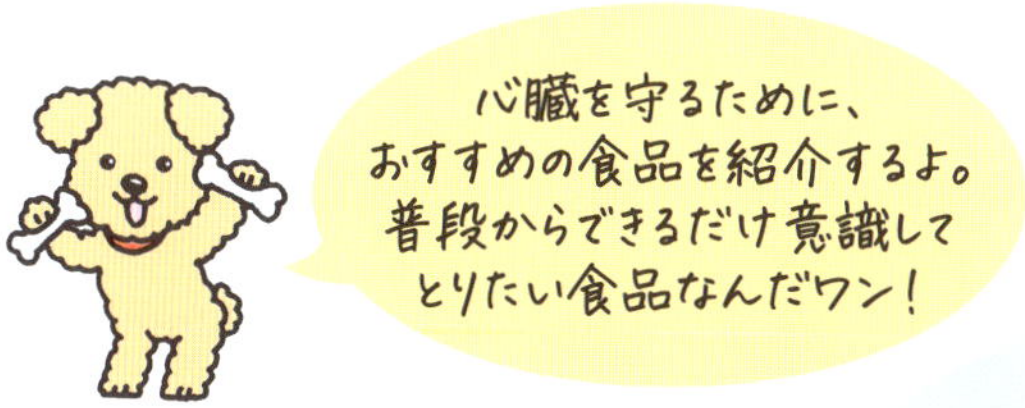
心臓を守るために、
おすすめの食品を紹介するよ。
普段からできるだけ意識して
とりたい食品なんだワン！

青魚

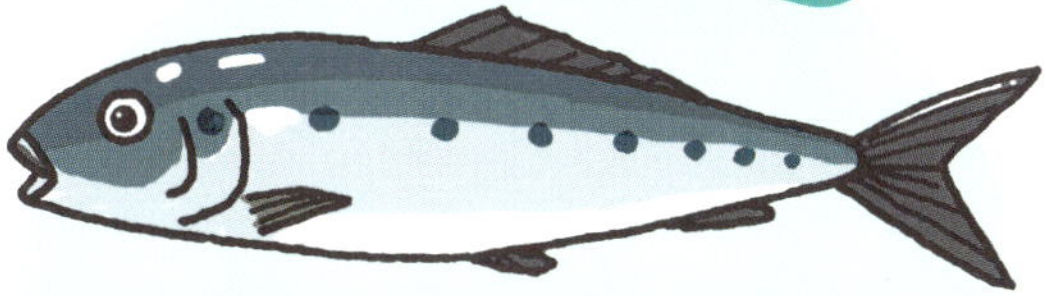

さばやさんま、いわし、あじなどの青魚には、ＥＰＡやＤＨＡなどの不飽和脂肪酸が豊富。血行をよくし、血中脂質を調整する働きがある。動脈硬化や生活習慣病の予防・改善に役立つ。

豚の赤身肉

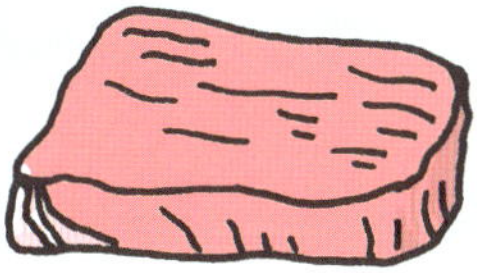

糖質の代謝に欠かせないビタミンB_1が豊富で、血糖値の急上昇を抑える効果が期待できる。玉ねぎやにんにく、にらなどと一緒にとると、吸収率が高まるので、おすすめ。

お茶

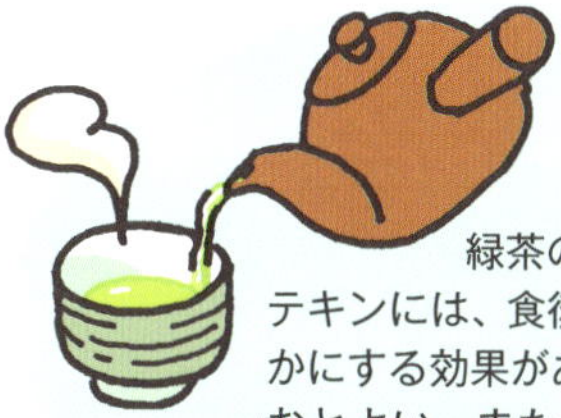

緑茶の渋み成分であるカテキンには、食後の高血糖をゆるやかにする効果があるため、食前に飲むとよい。また、抗酸化力が高く、さまざまな病気の予防にも役立つ。

ナッツ類

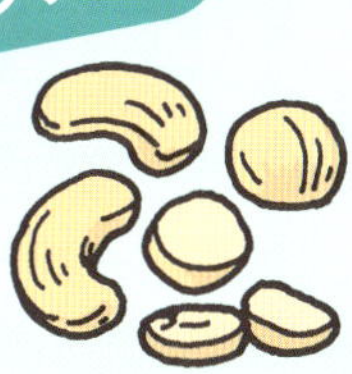

アーモンドやくるみなどのナッツ類は、ミネラルが豊富で、血圧を下げる効果がある。不飽和脂肪酸や血行をよくするビタミンＥも多い。ただし、食べすぎには注意して。

酢

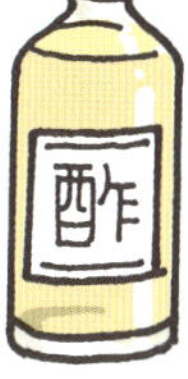
酢

お酢の主成分である酢酸は、糖質をブドウ糖に分解する酵素の働きを抑え、血糖値の上昇をゆるやかにする効果がある。血圧低下や内臓脂肪を減らす効果も認められている。

お菓子・お酒はルールを決めよう

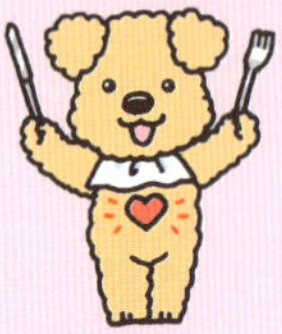

"ルールが守れそうにない"という人は禁酒がベスト

「酒は百薬の長」とよくいわれます。確かにお酒には血行を改善し、心身をリラックスさせる効果があります。しかしそれは、あくまでも「少量まで」の話。多量のお酒を飲み続けていると、たんぱく質合成にかかわるホルモンの働きが弱まり、筋肉が萎縮することがわかっています。また、高血圧や肝機能障害、肥満、睡眠障害などを引き起こし、脳梗塞や心筋梗塞につながるケースも。

お酒を飲むなら「適量を守る」こと、「血圧・血中脂質・血糖が適切にコントロールされている」ことが重要です。このルールが守れそうになければ初めから飲まない、**禁酒がベスト**でしょう。

洋菓子より和菓子。量と頻度を決めておく

ケーキやクッキーなどの甘いものを食べるのが、1日の楽しみという人も多いでしょう。しかし、甘いものは糖質や脂肪が多いので、食べる量や頻度が多いと、常に血糖値が高い状態が続いてしまいます。"毎日のお楽しみ"ではなく、**"週に一度のお楽しみ"として、1週間に1~2回に**とどめましょう。洋菓子よりも、エネルギー量や脂肪の少ない和菓子を選ぶのも賢い方法です。

お酒は1日の適量を守る

▶ 心臓病の既往症がある人
▶ 心臓病の既往症がない人

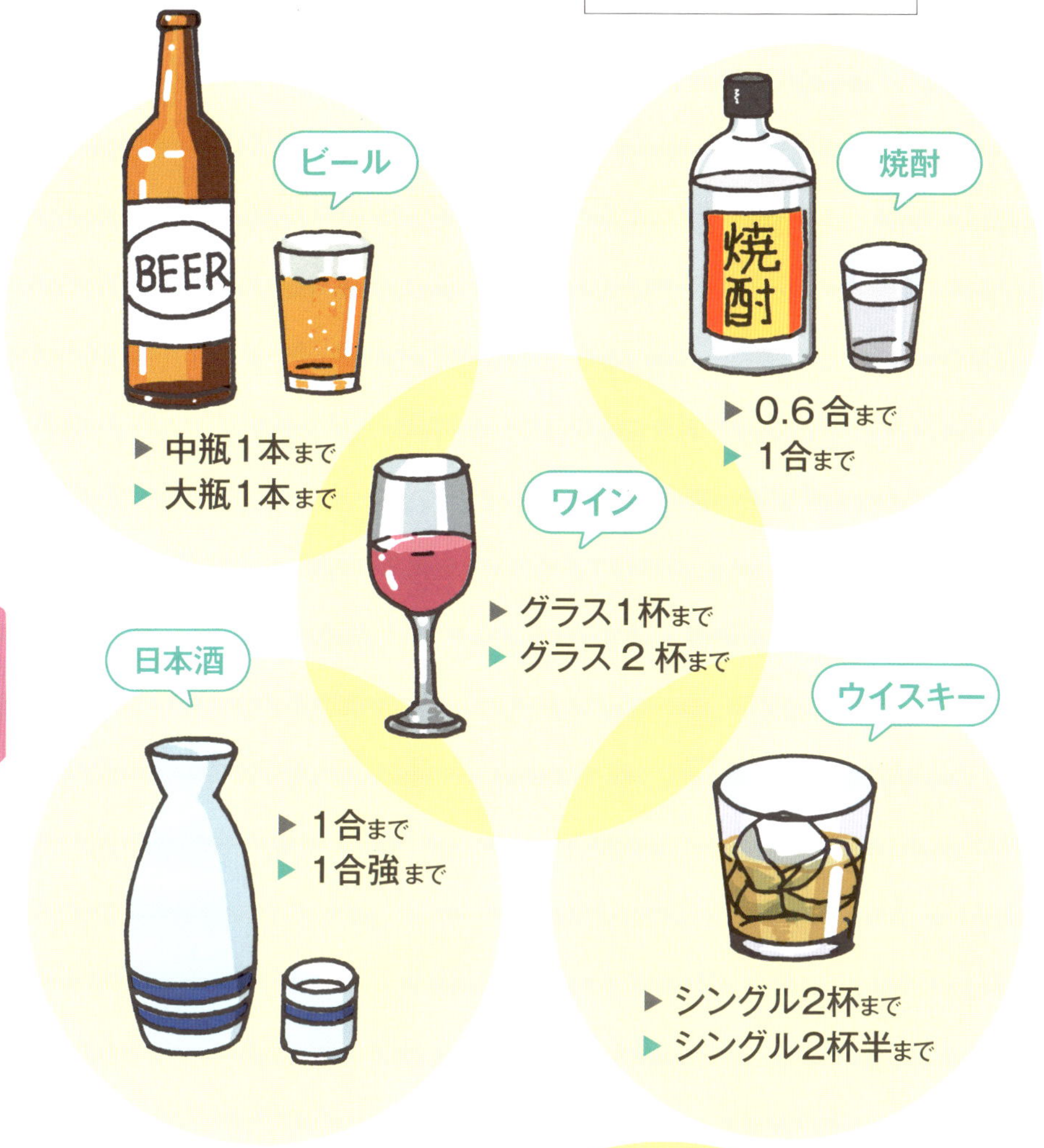
ビール
BEER
▶ 中瓶1本まで
▶ 大瓶1本まで
焼酎
焼酎
▶ 0.6合まで
▶ 1合まで
ワイン
▶ グラス1杯まで
▶ グラス2杯まで
日本酒
▶ 1合まで
▶ 1合強まで
ウイスキー
▶ シングル2杯まで
▶ シングル2杯半まで

飲酒の目安は
血圧や血中脂質、血糖値が
しっかりコントロール
できている場合に限ります。

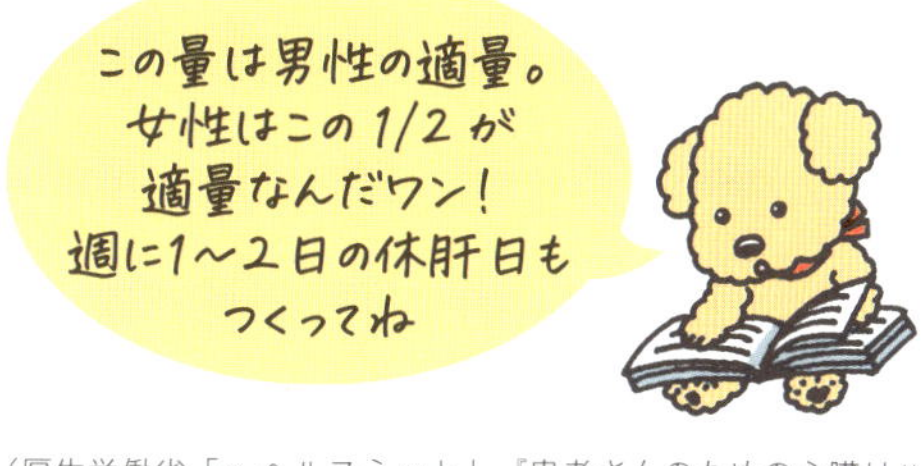
この量は男性の適量。
女性はこの1/2が
適量なんだワン！
週に1～2日の休肝日も
つくってね

（厚生労働省「e- ヘルスネット」、『患者さんのための心臓リハビリ入門　第3版』〈中外医学社〉より作成）

Q6

運動や食事の習慣を継続するために
必要な心がまえとして、正しいのは次の
A～Cのどれでしょうか。

A　自分に厳しくし、決めたことは
すべて守るべきである

B　多少失敗しても自分を許し、
再チャレンジすることが大切

C　人にしっかり管理してもらい、
失敗したときの罰則を決めておく

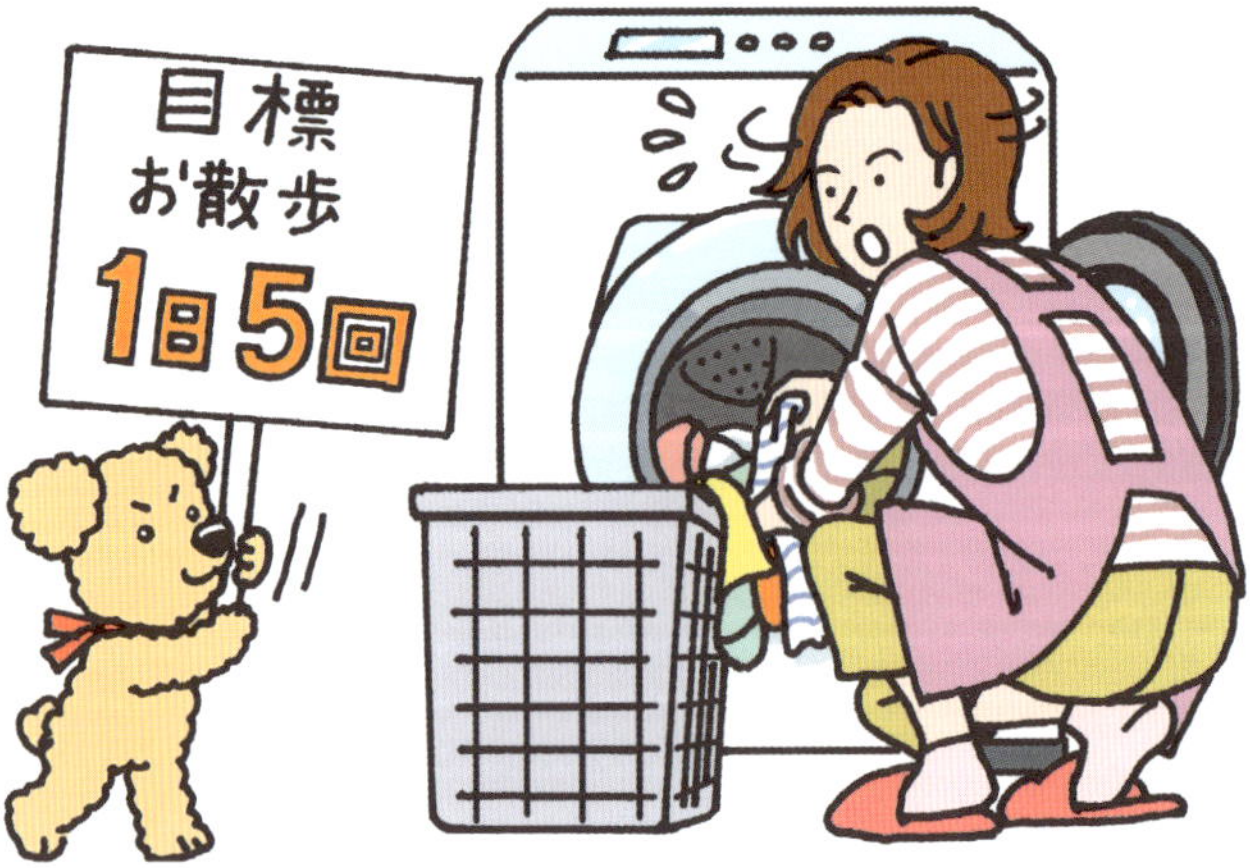

習慣≫6

継続するコツをつかむ

〝安心感〟や〝喜び〟があると長く続けられる

答え B

途中で挫折しても、自分を責める必要はまったくない。何度でもチャレンジしよう。

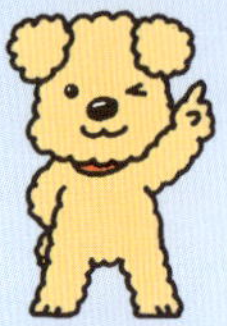

穏やかな人間関係をつくる

人間関係がうまくいくと継続する意欲もわいてくる

対人関係にストレスを抱えていると、新たな習慣を身につけようとしても、イライラ、ギスギスしてうまくいかないものです。けれども身近な人が「よく頑張ってるね！」と声をかけてくれたら、やる気も出ますよね。**安心感のある穏やかな人間関係は、習慣の継続にも大切**。もし身近な人との関係がうまくいっていないなら、まずは相手のいいところを〝ほめる〟ことを意識してみましょう。**相手を受け入れ、ほめることが、穏やかな人間関係をつくるきっかけになるはずです**。

社会的な孤立にも気をつけたい。〝つながり〟が心臓病のリスクを下げる

「退職後、誰とも話さなくなった」というのはよく聞く話です。パートナーに先立たれてしまうと、さらに人とのつながりが薄れます。**社会的に孤立しているとよい習慣を継続しにくく、ストレスを抱え込みやすくなります。結果、心臓病のリスクが高まる**のではないかと指摘されています。

ひとりがラクという人でなければ、**人とのつながりをつくることはとても大切**。地域のサークルに参加するのもよいですし、最近はＳＮＳで世界中の人と交流を楽しむ高齢者も増えています。

心臓に負担をかけない考え方のヒント

人づき合いは「腹六分」でいい

かかわる他人が増えれば増えるほど、つき合いに時間も手間もかかり、ストレスを生み出すことも多いものです。複雑な人間関係に疲れてしまうくらいなら、「人づき合いは腹六分」として、つき合いを減らすという考え方もあります。限りある人生、自分の時間を何に使いたいかを考えてみましょう。

他人と過去は変えられないが、自分と未来は変えられる

カナダの精神科医エリック・バーンの言葉。何かトラブルが起こったときは、相手の“悪いところ”を変えようとしてしまいがちです。しかし、過去を変えられないのと同じで、相手を変えることはできません。変えられるのは今の自分だけだと心得て。今の自分の行動や考え方を変えていけば、未来は確実に変えることができます。

人間関係のストレスを
ため込まないためには、夢中になれる時間や趣味をもつことも大事。
私のストレス解消法は筋トレで、
腕立て伏せ1,000回を
週に3回続けています！

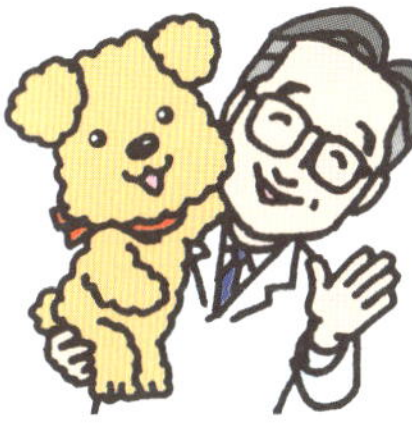

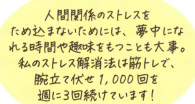

どんな出来事もいいほうに解釈する

どんな出来事でも、プラスの面とマイナスの面があり、表裏一体となっています。たとえば、友人とケンカをした場合、「嫌な気持ちになった」というマイナス面だけでなく、「意見が違うことがわかった」などのプラス面もあるはずです。どちらの面を見るかはあなた次第。選ぶのはあなた自身です。

（上月正博著『名言で心と体を整える』〈さくら舎〉より一部改変）

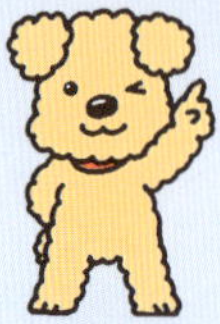

仲間と一緒に取り組もう

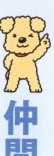

同じ目的の仲間ができると運動が楽しくなる

「気分が乗らない、疲れている、忙しい」など、運動をやらない言い訳は山ほど出てくるものです。

運動を継続するためには、言い訳を上回る「楽しみ」をつくることが大切。特に**運動仲間をつくると、仲間に会う楽しみが増えますし、サボりにくくなるので効果大**です。ただし、仲間と「競争」してしまうと、自分のペースを守れず、心臓に負担がかかるので注意が必要です。

また、運動をかねて犬の散歩をするときは、自分のペースに愛犬がついてくるようにしつけることも大事です。愛犬のペースに合わせていては運動効果も半減してしまいます。犬の散歩はウォーキングのよい習慣づけになるのでおすすめです。

いろいろな運動を組み合わせるのもよい

ずっと同じ運動を続けていると、どうしても飽きがくるものです。**30分ほど続けられる有酸素運動ならなんでもよいので、いろいろな運動を組み合わせてみてください**。水中ウォーキングやサイクリングもいいですし、社交ダンスもよい運動です。

体力のある人なら、水泳やジョギング、ゴルフ、ジャズダンスなどもよいでしょう。

運動の習慣を長続きさせるために

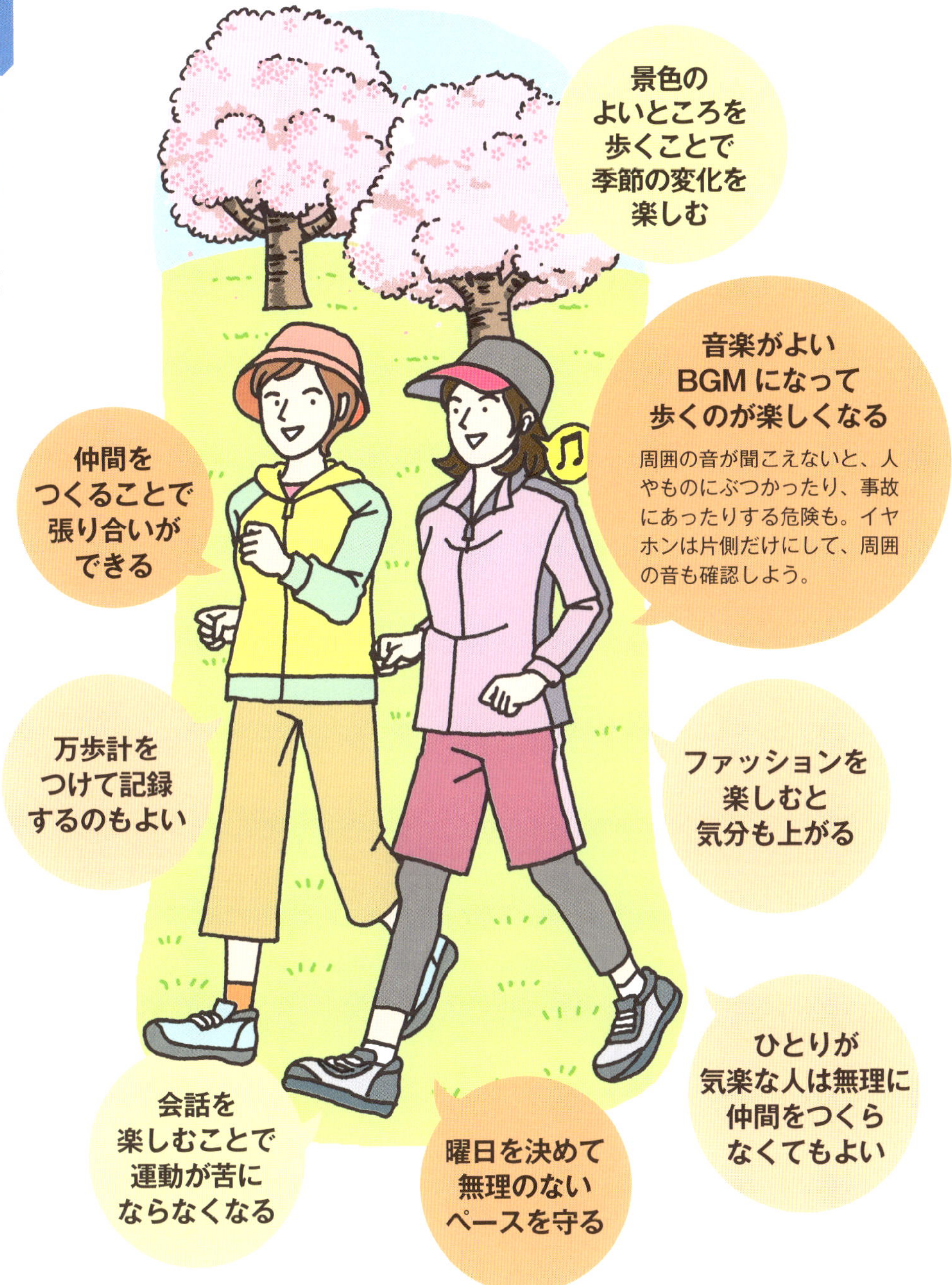
景色のよいところを歩くことで季節の変化を楽しむ
音楽がよいBGMになって歩くのが楽しくなる
周囲の音が聞こえないと、人やものにぶつかったり、事故にあったりする危険も。イヤホンは片側だけにして、周囲の音も確認しよう。
仲間をつくることで張り合いができる
万歩計をつけて記録するのもよい
ファッションを楽しむと気分も上がる
ひとりが気楽な人は無理に仲間をつくらなくてもよい
会話を楽しむことで運動が苦にならなくなる
曜日を決めて無理のないペースを守る

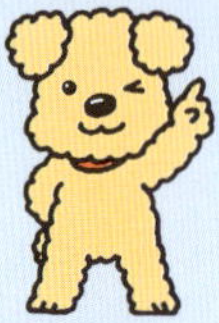

前向きな自分を育てよう

「20秒ルール」を使って迷わずにとりかかる

運動を継続したいなら、やる気が出たときに「すぐやる」のがいちばん。時間がたつと、やる気が揺らいだり、消えたりしてしまうからです。

ハーバード大学のエイカー博士は、**決意したことを20秒以内に実行する「20秒ルール」をすすめています**。朝、ウォーキングを始めるなら、着替えも靴も用意しておき、起きたらすぐにウォーキングができるしくみをつくるのがポイントです。

また、サボってしまったとしても自分にがっかりしないこと。諦めずにまた始めれば問題ありません。継続を邪魔するのは〝諦める心〟です。

イライラは食で埋めずに散歩で満たそう

肥満の人に多いのが「食べてストレスを解消する」という食習慣です。**ダイエットを成功させるためには、イライラは体を動かすことで解消**しましょう。**気分がリフレッシュしますし、食欲を抑える効果**もあります。ついた脂肪を減らすのは時間がかかりますが、食べるのは一瞬です。食べる幸せより、食べた後の後悔のほうが大きいのではないでしょうか。「食べないことの幸せ」があることを念頭においておきましょう。

つまずきそうになったとき……

乗り越えるための考え方

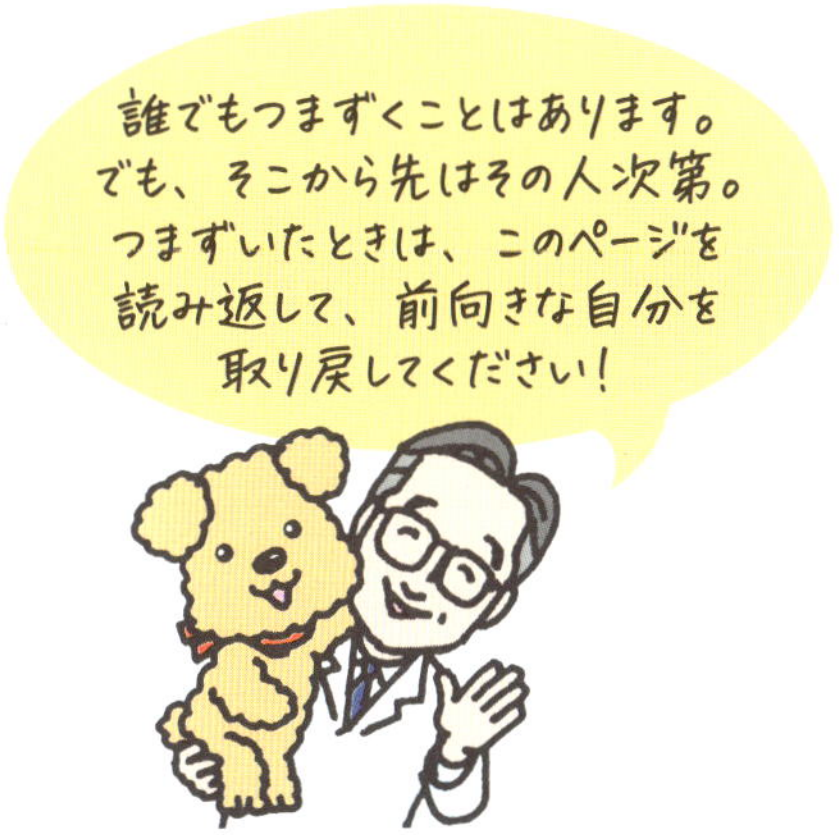
誰でもつまずくことはあります。
でも、そこから先はその人次第。
つまずいたときは、このページを
読み返して、前向きな自分を
取り戻してください!

失敗しても自分にがっかりしない

新たなチャレンジに失敗はつきものです。失敗しても「自分はダメなんだ」などと自分を否定せずに、サラッと流して次へ進めばよいのです。

諦めずにもう1回やってみる

「もうダメだ」と諦めてしまえば、一生涯、目的を達成することはできません。ダメだったときには「もう１回だけ」と思って、再度チャレンジしてみましょう。

まずは１週間の壁を乗り越える

生活習慣の改善を始めて１週間～10日間くらいたった頃がいちばん辛く、やめたいと思う人が多いようです。しかし、この壁を乗り越えると、習慣が定着しやすくなります。まずは、１週間の壁を頑張って乗り越えましょう。

細々とでも、コツコツ続ければ習慣になる

どんなに美しい織物でも、縦糸と横糸をコツコツと組み合わせて、できあがるものです。小さなことでもコツコツ続ければ、それは習慣となり、やがてはあなたの人生となるものです。諦めずに、小さな１歩を続けていくことが大切です。

自分をもっとほめよう

他人と比較したり、不特定多数の評価を気にしたりするのはやめましょう。自分がOKならそれでよし。人生はあなた自身のものだから、自分をもっとほめてあげましょう。

（上月正博著『名言で心と体を整える』〈さくら舎〉より一部改変）

Q7

ハーバード大学の調査によると、
ひと晩に9～11時間寝る人は、
8時間寝る人と比べて記憶障害や心臓病の
リスクが［　　　　］ことがわかっています。
［　　　　］に入るのはA～Cの
どれでしょうか。

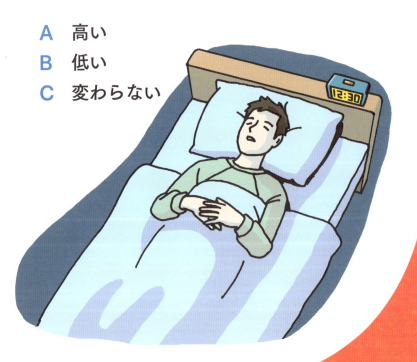

A　高い
B　低い
C　変わらない

習慣≫7

睡眠は「時間」と「質」が大事

心臓がゆっくり休息できる睡眠を確保する

答え A

睡眠時間が足りない“睡眠不足”によるストレスは、心身に深刻な影響を与える。ただ、長すぎるのも問題で、記憶障害や心臓病のリスクが高くなることがわかっている。

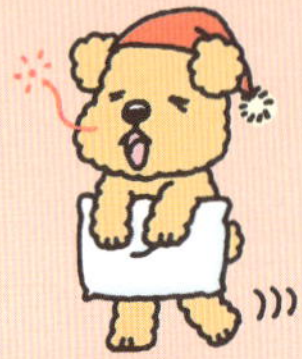

眠りの〝質〟を高めて心臓を休ませる

睡眠の質は高血圧や心臓病につながっている

寝つきが悪い、夜中にたびたび目が覚める、朝起きてもスッキリしない……。このように睡眠の質が悪いと、疲れがとれず、集中力が低下してイライラしやすくなるものです。それだけではありません。睡眠中は本来、副交感神経が優位になったリラックスモードです（↓P67）。しかし、**睡眠の質が悪いと、交感神経が刺激されて血圧や心拍数が高くなるうえ、ホルモン分泌にも異常をきたします**。その結果、**高血圧や糖尿病、心臓病などのリスクを高める**ことにつながるのです。

日中はよく体を動かす。昼寝は15分まで

睡眠の質を高めるには、起床・就寝や食事の時刻を一定に保ち、規則正しい生活を送ることが第一。次第に自律神経のバランスが整ってくるはずです。また、日中に体をしっかり動かしておくと、夜には自然な眠気が生じます。〝疲れたら眠る〟という、生体のシンプルなリズムがあるからです。**「昼間は活動、夜は休息」というメリハリをつける**ようにしましょう。なお、昼寝が習慣という人もいますが、長時間の昼寝は夜の睡眠を妨げます。15分程度にとどめてください。

睡眠の質を見直そう！

Aさんの1日の過ごし方

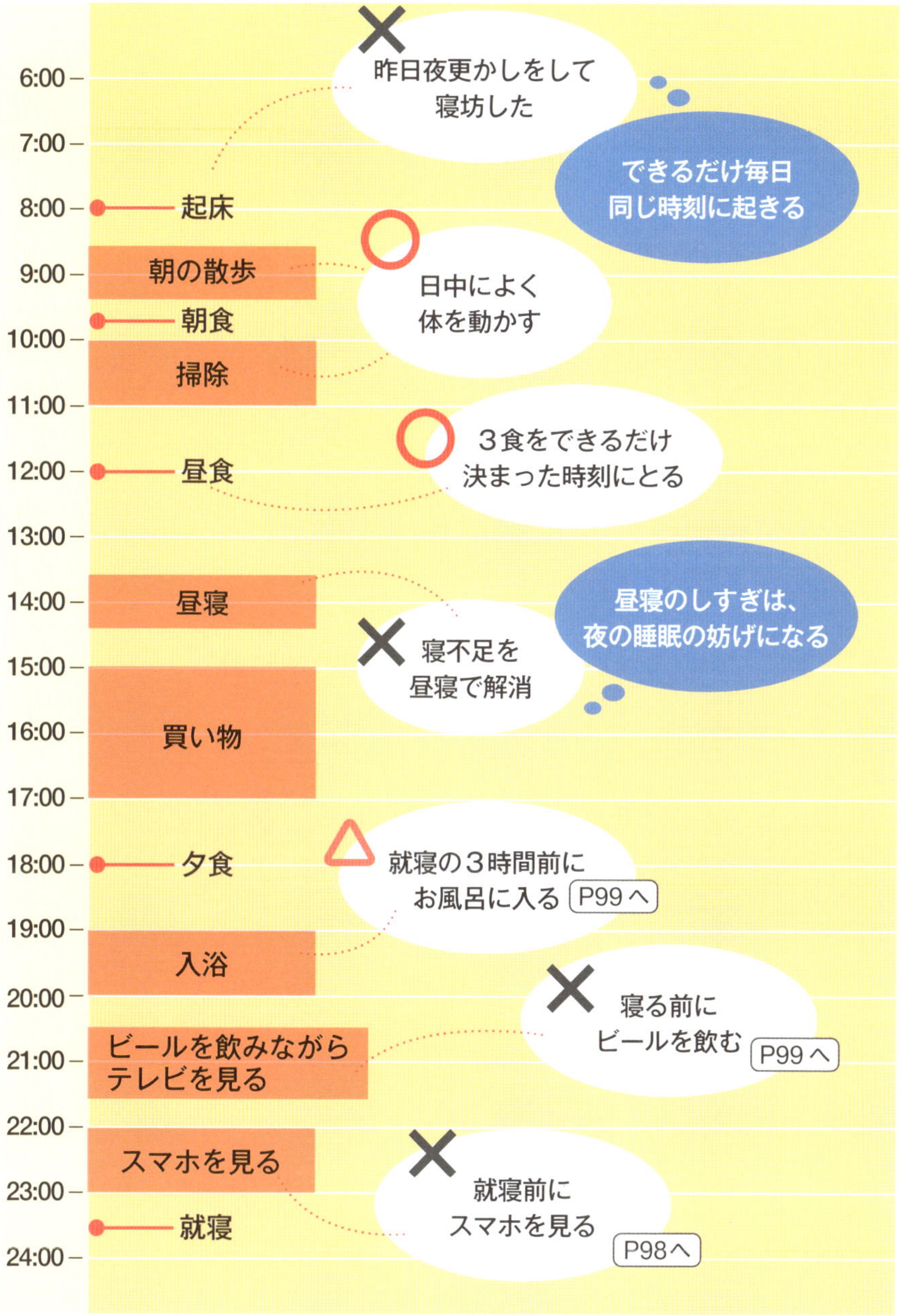

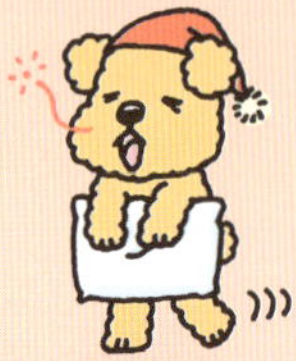

就寝前の過ごし方を見直す

交感神経から副交感神経へ。リラックス状態へ導いていく

なかなか寝つけずに、布団の中で悶々と時間を過ごすのはつらいものですよね。実は、**就寝前の行動が寝つきを左右する**ことを知っていますか。

日中の活動時は交感神経が優位ですが、夕方以降はリラックスモードの副交感神経が優位になります。この**切り替えをうまくいくようにするのがポイント**です。まず夕食は就寝の3時間前までにすませます。食べたものが消化しきれないうちに床に就くと、眠りが浅くなるからです。入浴は就寝の1時間ほど前にすませるのがベストです。

テレビやスマホのブルーライトが影響する

最近は眠る直前まで、スマホと一緒という人も多いようです。しかし、画面などから発せられる**ブルーライトは、睡眠ホルモンの分泌を抑制**します。また、ＳＮＳや動画を見ていると交感神経が刺激されて、リラックスモードに切り替えることができません。**寝つけずにスマホをいじっていると、さらに眠れなくなるという悪循環**に陥ります。就寝の1～2時間前には部屋の明かりを薄暗くして、スマホやパソコンの使用は控えましょう。寝室にスマホは持ち込まないのが鉄則です。

体温の変化と入眠のタイミング

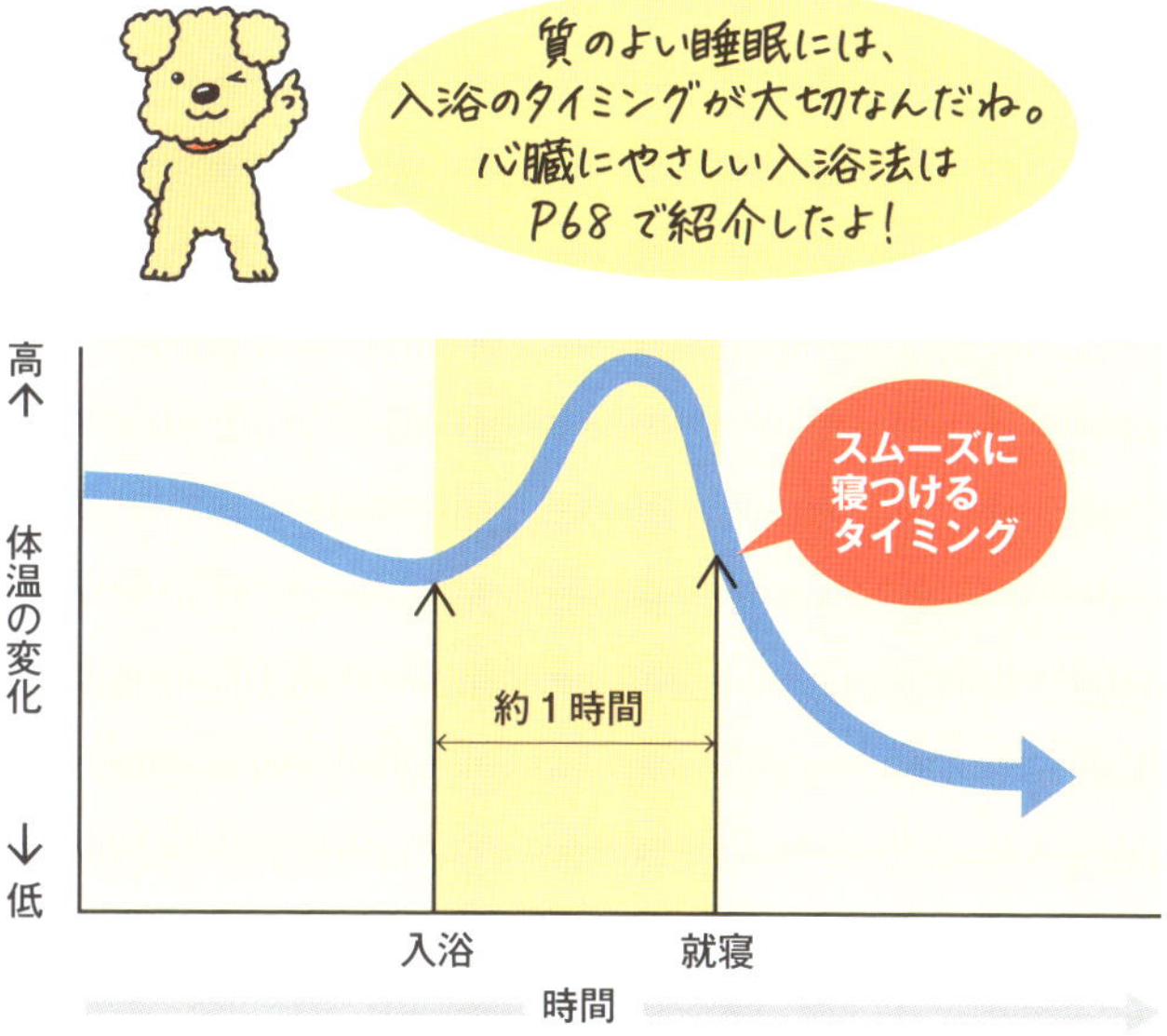
質のよい睡眠には、
入浴のタイミングが大切なんだね。
心臓にやさしい入浴法は
P68で紹介したよ！
高
体温の変化
低
スムーズに
寝つける
タイミング
約1時間
入浴
就寝
時間

入浴で一時的に体温は上がるが、その後急降下する。この落差がスムーズな入眠につながるため、就寝の1時間ほど前に入浴するのがよい。

（西野精治著『スタンフォード式　最高の睡眠』〈サンマーク出版〉をもとに作成）

深い眠りへ導くために

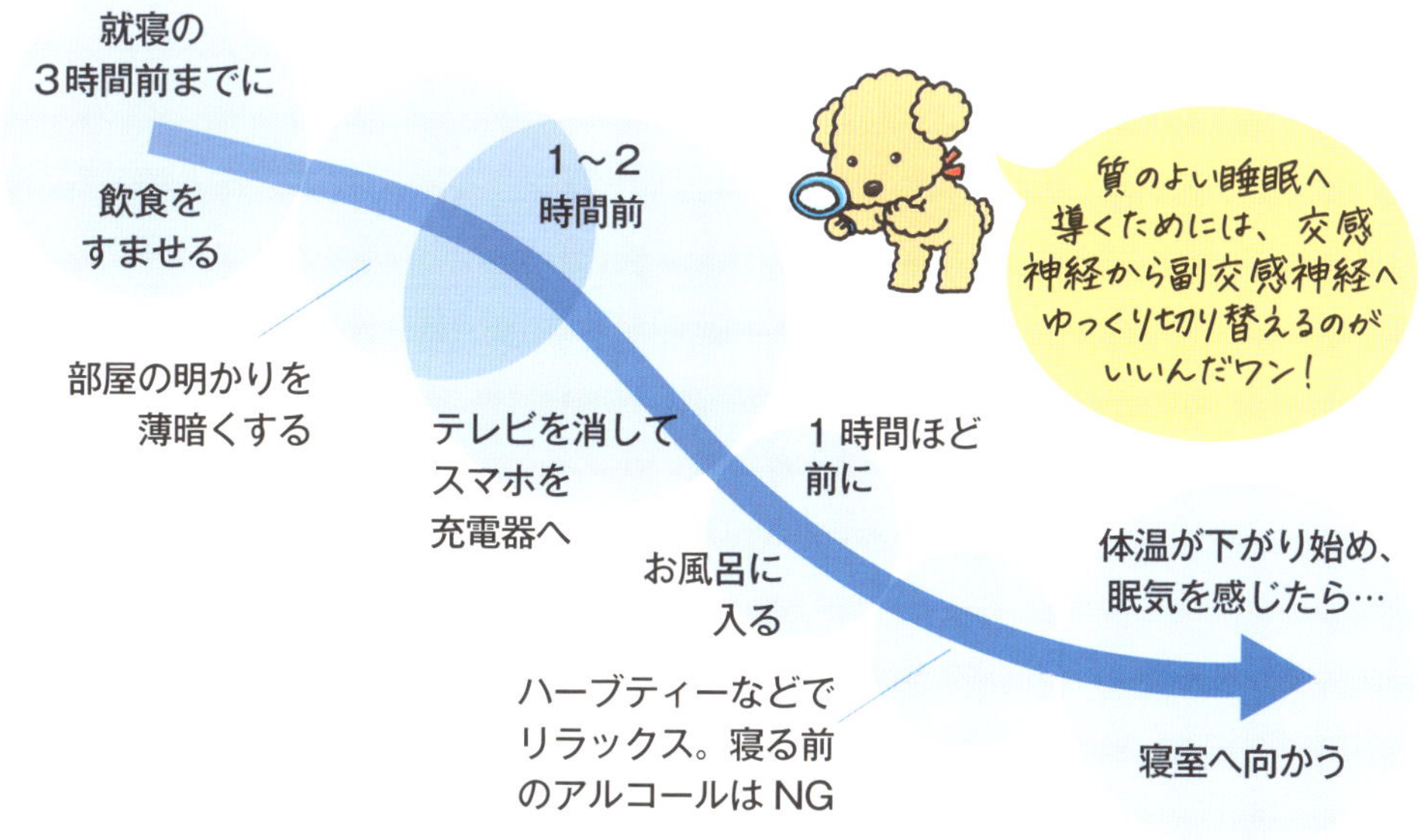
就寝の
3時間前までに
飲食を
すませる
1～2
時間前
部屋の明かりを
薄暗くする
テレビを消して
スマホを
充電器へ
1時間ほど
前に
お風呂に
入る
ハーブティーなどで
リラックス。寝る前
のアルコールはNG
体温が下がり始め、
眠気を感じたら…
寝室へ向かう
質のよい睡眠へ
導くためには、交感
神経から副交感神経へ
ゆっくり切り替えるのが
いいんだワン！

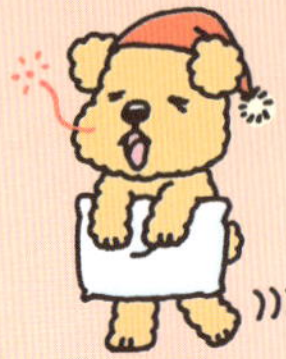

寝不足だけでなく、寝すぎにも注意

心臓のために、睡眠時間をしっかり確保する

2021年発表のOECD（経済協力開発機構）の調査によると、世界33か国中、最も睡眠時間が短いのが日本人で、平均7時間22分だったそうです。**睡眠不足は心臓にとっても大問題**。通常、睡眠中は心臓もリラックスモードで、血圧も心拍数も低めに抑えられています。しかし、睡眠不足の状態では、心臓は十分休めずに血圧も心拍数も上がりっぱなし。そのために、**高血圧や糖尿病、狭心症、心筋梗塞などのリスクが高くなり、さらに、その影響は心の不調にもつながります**。

長すぎるのも問題。体の機能が落ちてしまう

睡眠時間が長くなるほど、活動時間は短くなります。すると、筋肉や関節の機能が低下し、ますます活動量が減ってしまうことに。肥満や糖尿病を招きやすくなり、**心臓病のリスクも高まる**ことがわかっています。体の休めすぎは、かえって体によくないことを理解しましょう。

また、睡眠不足を、寝だめで回復しようとする人がいますが、これもおすすめできません。日によって太陽の光を浴びる時間帯がずれると、体内時計を乱してしまうからです。

寝不足によって高まる心臓病のリスク

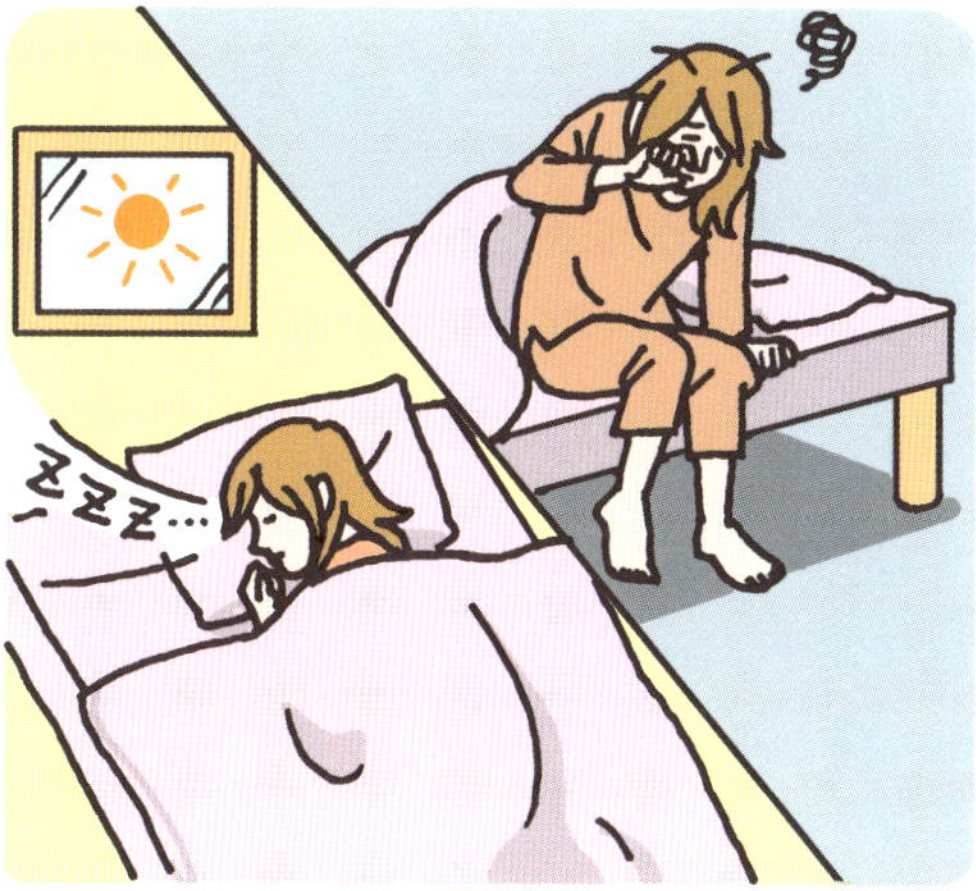

血圧が高くなる

↓

心拍数が上がる

↓

心臓病のリスクが高くなる

● 心臓によくないその他の理由

肥満につながりやすい

免疫力が落ちる

寝すぎがもたらす心臓病のリスク

運動（活動量）不足になりがち

↓

筋力が落ちる

↓

骨や関節の疾患が起こりやすくなる

↓

さらに運動をしなくなる

↓

糖尿病などを発症しやすくなる

↓

心臓病のリスクが高くなる

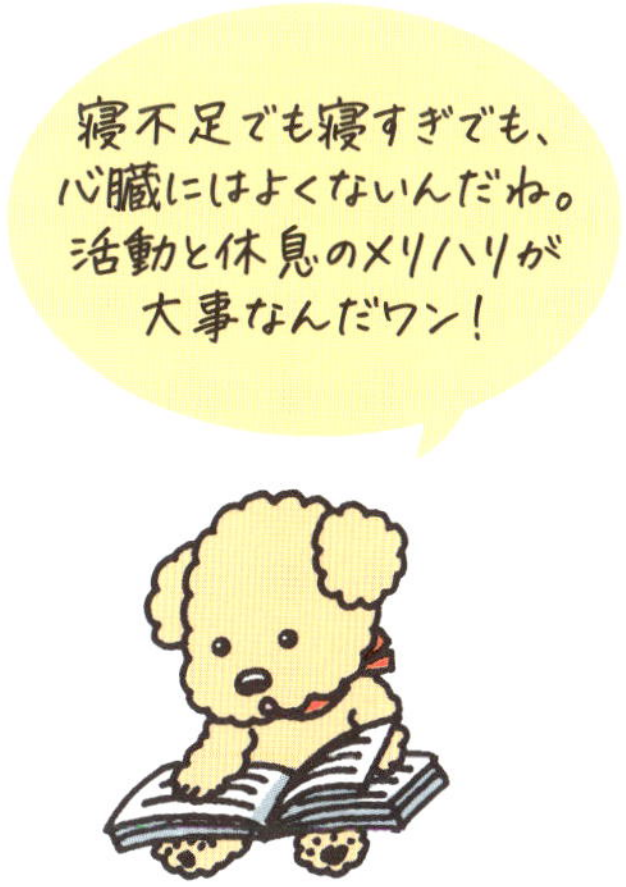
寝不足でも寝すぎでも、
心臓にはよくないんだね。
活動と休息のメリハリが
大事なんだワン！

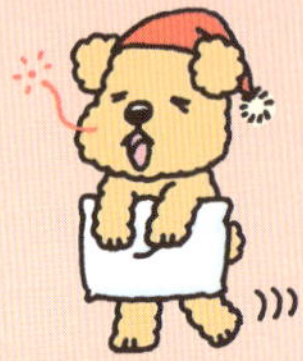

心臓を脅かす「睡眠時無呼吸症候群」

呼吸が一時的に止まることで心臓が酸欠になる

身近な人に「いびきがうるさい、呼吸が止まっている」といわれたことはありませんか。それは、もしかすると「睡眠時無呼吸症候群」かもしれません。**睡眠中に10秒以上呼吸が止まる「無呼吸」をくり返す病気**で、ほとんどはいびきを伴います。

無呼吸のときは肺から酸素が供給されないので、**脳や心臓が酸欠状態に陥り、ダメージを受けます**。

また、無呼吸のたびに、本人は気づかなくても脳が危険を察知して覚醒します。そのために熟睡できず、日中にも眠気やだるさを感じます。

交感神経が刺激され慢性的に心臓に負担がかかる

睡眠時無呼吸症候群には「閉塞性」と「中枢性」、2つのタイプがあります。いずれも無呼吸が起こると、交感神経が刺激され、心拍数や血圧が上がります。心臓は少ない酸素を何とかして全身に届けようと、心拍数を増やして対応するわけです。

無呼吸のたびに心拍数が上がるので、心臓は休むことができず、過重労働に。その結果、**中等症以上の睡眠時無呼吸症候群では、心筋梗塞のリスクが非常に高くなります**。心当たりのある人は、一度検査を受けておきましょう。

睡眠時無呼吸症候群によく見られる症状

該当する項目が多い人ほど、
睡眠時無呼吸症候群である可能性が高くなります。

- □ 家族に「睡眠中に息が止まっているよ」といわれたことがある
- □ 口の渇きで目が覚めることがある
- □ 寝つきが悪い
- □ 大きないびきをかく
- □ 日中の注意力が散漫
- □ 睡眠中に息苦しさを感じる
- □ 鼻息が荒いタイプのいびきをかいている
- □ 起床時に頭痛がする

睡眠時無呼吸症候群の２つのタイプ

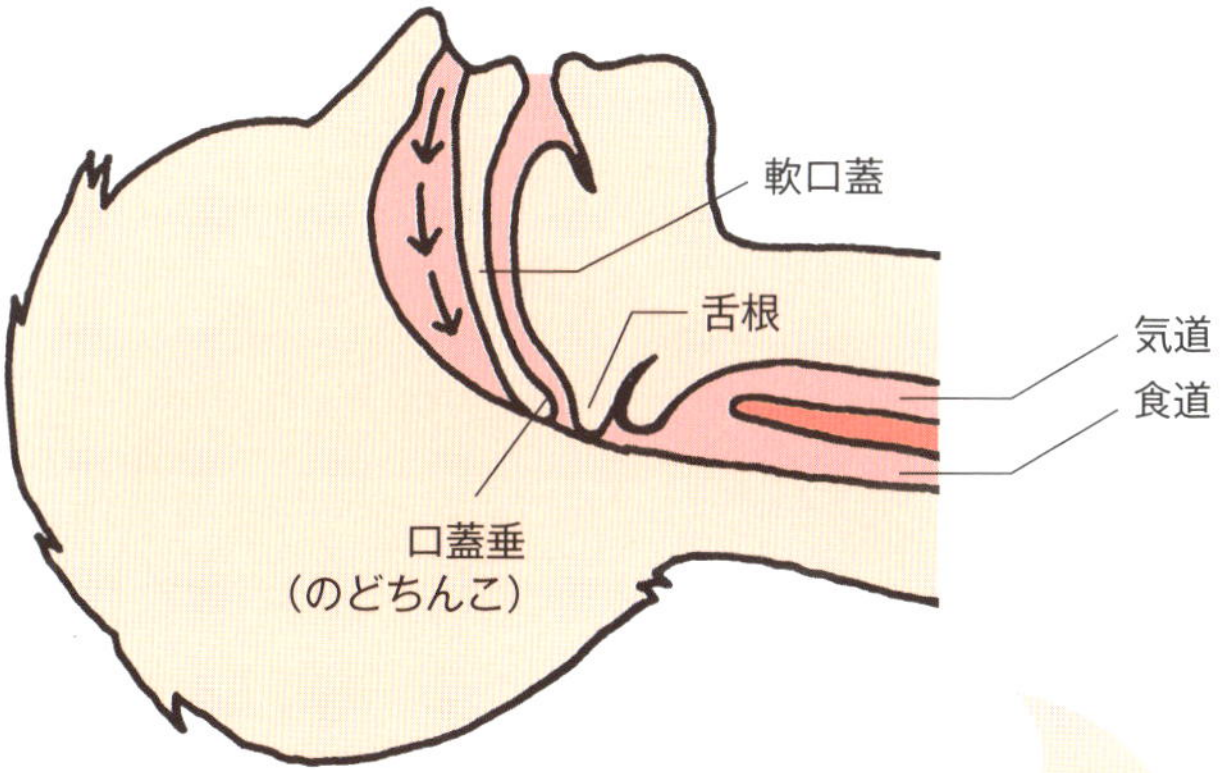

中枢性 睡眠時無呼吸症候群

呼吸をコントロールする脳の中枢が正常に働かなくなることで起こる。はっきりしたメカニズムはわかっていないが、心不全の人が合併しやすい。

閉塞性 睡眠時無呼吸症候群

睡眠時に、のどの奥にある口蓋垂や舌の付け根が落ち込み、気道を塞いでしまうことで起こる。肥満が主な原因だが、あごが小さい、扁桃が大きいなどの身体的特徴も要因となる。

Q8

心臓から送り出された血液は、全身に張りめぐらされた血管を通って心臓に戻ります。
全身の血管を１本につなげると、長さはなんと［　　　　　］に相当するといわれています。
［　　　　　］に入るのは、
Ａ～Ｃのどれでしょうか。

A　地球から太陽までの距離

B　地球を２周半する距離

C　東京からニューヨークまでの距離

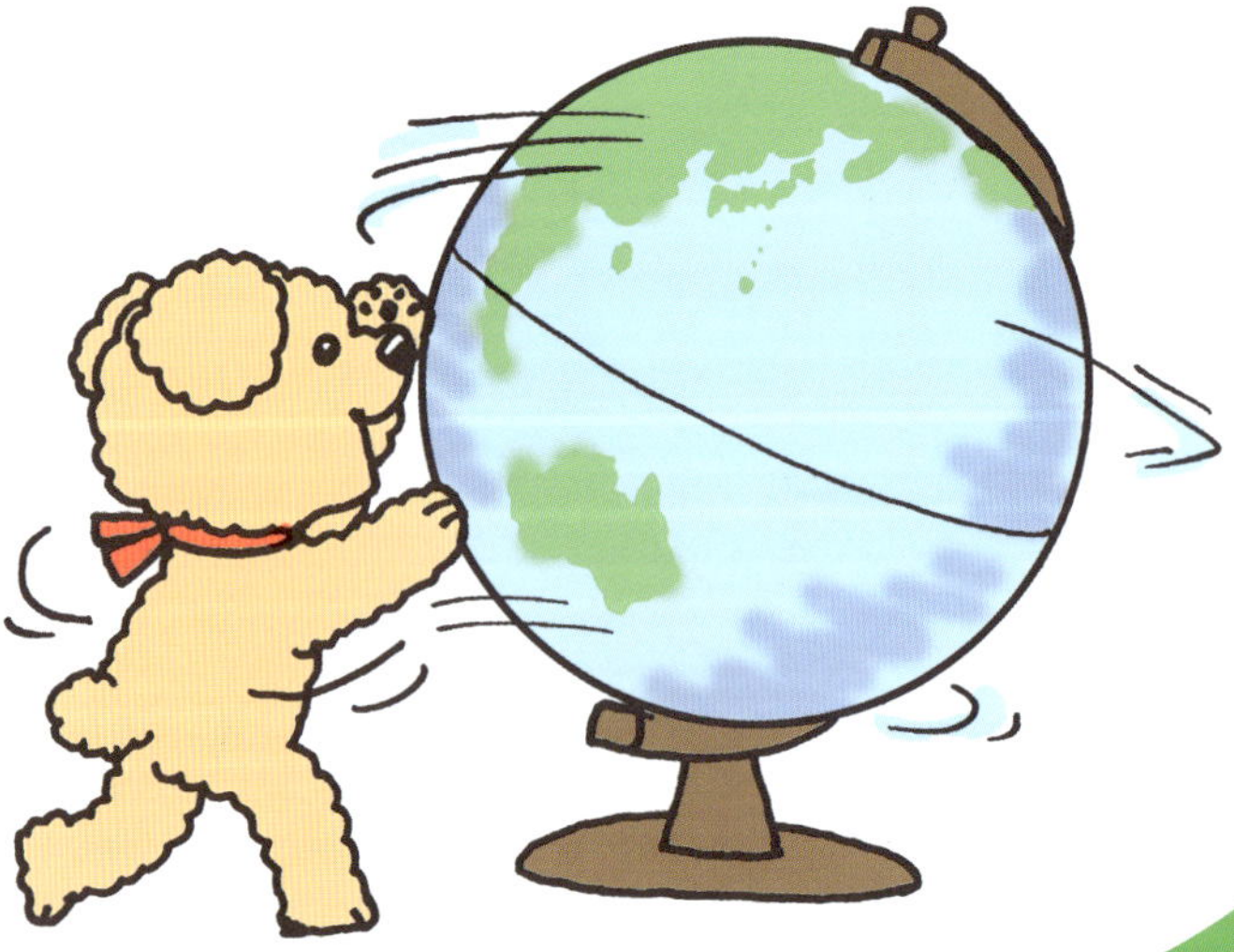

習慣≫8

血管年齢を進めさせない

心臓や血管をダメにする要因を知る

答え　B

全身の血管をすべてつなぎ合わせると、長さはおよそ10万km。これは地球2周半の距離に相当する。心臓から送り出された血液は、30秒〜1分ほどで全身をめぐっている。

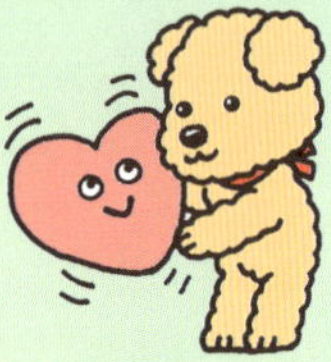

不規則な生活で心臓はヘトヘトに

乱れた生活習慣は心臓をムダに消耗させる

成人の心臓は重さ２００～３００ｇほどで、握りこぶしほどの大きさです。そんな小さな心臓が全身の血管に、24時間３６５日血液を送り続けているのですから、驚くほどの働き者ですね。

生涯、心臓に元気に働いてもらいたいのであれば、まず私たち自身が生活リズムを整えて規則正しい毎日を送ることが大切。不規則な生活は、自律神経のバランスを乱します。交感神経が優位になるため、〝戦闘モード〟で血圧も心拍数も上がります。ただでさえ休みなく働いている心臓に、さらなる労力を使わせることになるのです。

運動を取り入れ、リズムをつくると血管から元気になれる

まず十分な睡眠をとり、栄養バランスのとれた食事をしっかりとりましょう。自律神経のバランスが整うと副交感神経が優位になり、夜間は血圧や心拍数が下がるので、心臓も休息することができます。加えて、ぜひ取り入れたいのが**適度な運動です。生体の抗酸化力を高め、血管機能を修復する効果**があります。また運動で筋肉がつくと、動脈硬化を防ぐホルモンも分泌されます。血管の健康は、心臓の喜びにつながっているのです。

規則正しい生活を送るための５つのポイント

ポイント1 起床・就寝のリズムを整える

いつも同じ時刻に起きて、同じ時刻に寝るようにする。体内リズムを司る体内時計が安定し、自律神経のバランスが整う。心臓も活動と休息のメリハリがつく。

ポイント2 決まった時刻に食事をとる

朝昼晩の三食は、できるだけ同じ時刻にとるようにする。体内リズムが整って内臓の働きがよくなるので、消化吸収がスムーズに。血管や心臓に必要な栄養が届けられる。

ポイント3 適度な運動でストレスを解消する

ストレスは自律神経のバランスを乱す大きな原因。適度な運動をすると、気分がリフレッシュされてストレス解消につながる。生体の抗酸化力を高めて、血管機能を修復する効果も。

ポイント4 無理せずマイペースで過ごす

自分の意見を抑え込んだり、周囲に合わせようと無理をすると、過剰なストレスとなり、心身に影響が及ぶ。無理をせず、マイペースを心がけよう。

ポイント5 暴飲・暴食は生活のペースを乱す

暴飲・暴食をすると、消化管だけでなく、心臓にも大きな負担となる。翌日の起床時刻や食事にも影響するので、暴飲・暴食は避けて。

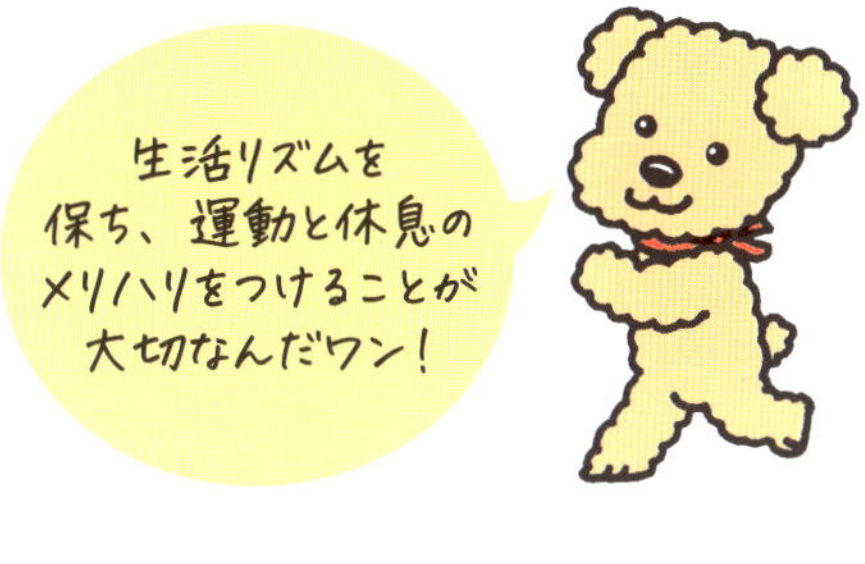
生活リズムを
保ち、運動と休息の
メリハリをつけることが
大切なんだワン！

高血圧は、いわば“心臓病予備群”

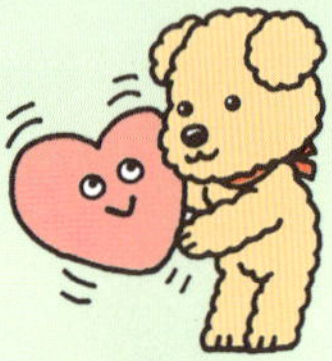

高血圧を甘く見てはいけない

日本の高血圧の患者数は、推計４３００万人。20歳以上の２人に１人は高血圧という、非常にありふれた病気です。そのため「特に症状もないし、たいしたことない」と、軽く見られがち。

しかし、これは大きな誤解です。心臓のポンプ力が低下する心不全は、進行度により、ステージＡからステージＤまで４つに分類されています。高血圧の人は、それだけでステージＡと判断されます。つまり**高血圧は、心不全の入り口に足を踏み入れた、いわば心臓病予備群なのです**。

放置すると心臓のポンプ機能を弱らせる

血圧とは、血管にかかる圧力をさします。心臓が血液を全身に送り出すパワーと言い換えてもよいでしょう。**血圧が高いということは、心臓がより強いパワーで血液を送り出しているということ**。24時間３６５日、より強いパワーで働いていれば、当然心臓は弱っていきます。心臓の筋肉は徐々に柔軟性を失っていき、やがては心不全を引き起こしてしまうのです。

高血圧はありふれた病気ですが、決して軽い病気ではないことを肝に銘じなければいけません。

高血圧が心臓によくないのはなぜ？

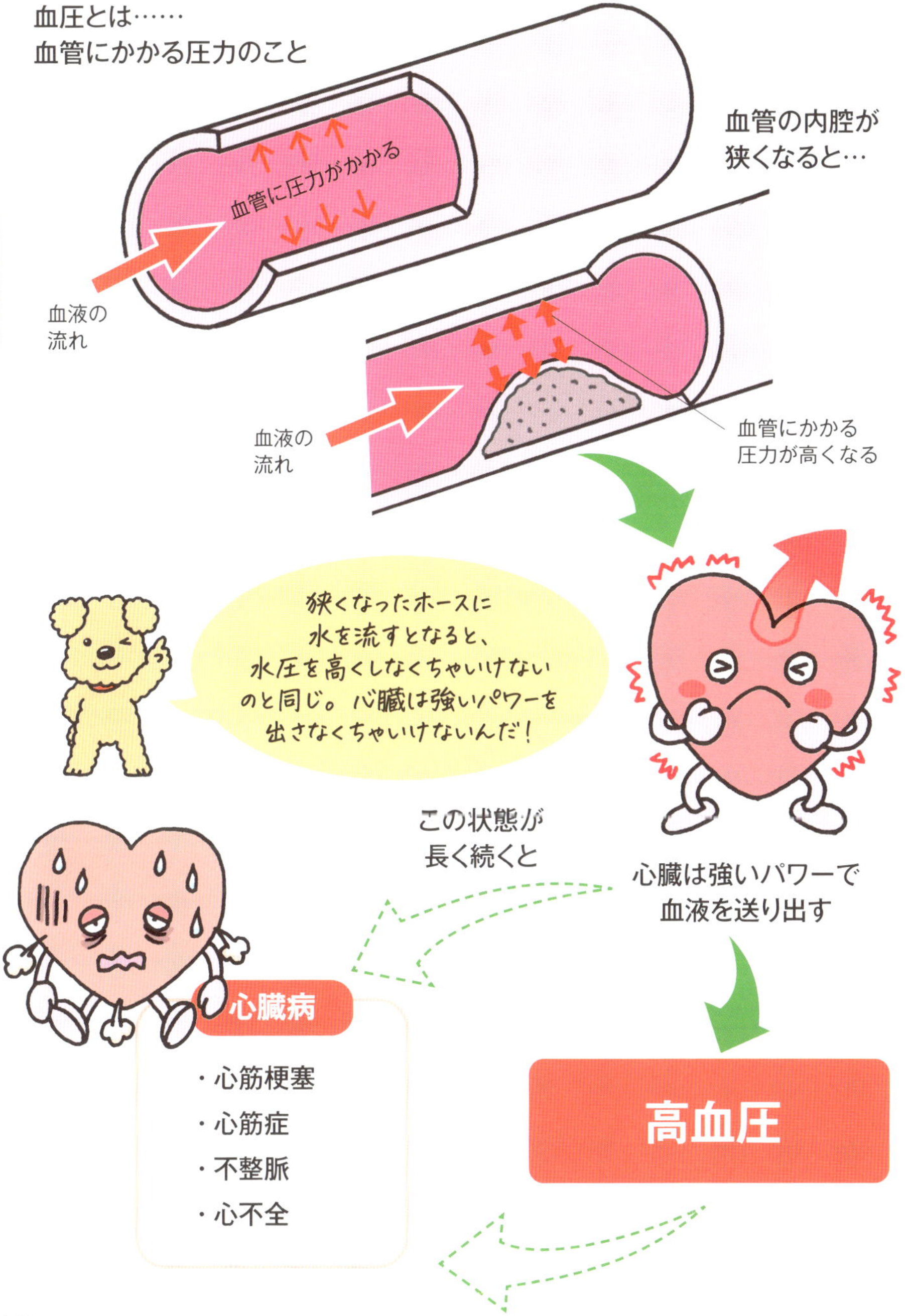

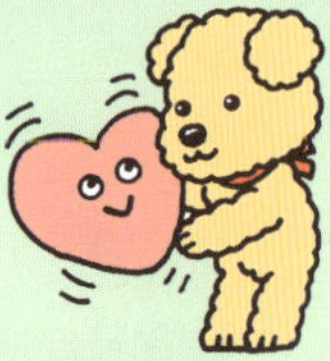

血管年齢に影響する〝血中脂質〟

血液にはさまざまな脂肪分が含まれている

血中脂質の代表といえば、「コレステロール」と「中性脂肪」です。コレステロールは、細胞膜やホルモンなどの材料となり、中性脂肪は脂肪として蓄積され、エネルギー源として用いられます。

油である脂質は、たんぱく質などと結合した「リポたんぱく」の状態で、血液中に存在しています。コレステロールを含むリポたんぱくは、主に「ＬＤＬ」と「ＨＤＬ」の２つ。**ＬＤＬは、肝臓で合成されたコレステロールを血管や筋肉に届ける運搬係**です。一方、**血管にたまったコレステロールを肝臓に持ち帰る掃除係がＨＤＬ**です。

しっかり管理することで血管年齢を若々しく保つ

運搬係のＬＤＬが増えたり、掃除係のＨＤＬが減ったりすると、動脈硬化が進みます。中性脂肪は直接、血管内にたまるわけではありませんが、ほかの血中脂質に悪影響を及ぼし、動脈硬化を促進することがわかっています。**血管年齢を若々しく保つには、食事と運動に気を配り、血中脂質を管理することが大切**です。脂っこいものや甘いものが好きな人、お酒をよく飲む人、肥満傾向の人、閉経後の女性は、特に注意してください。

動脈硬化を進める血中脂質

悪玉

LDLコレステロール値が高い

●余分なコレステロールが血管壁に入り込んで動脈硬化を引き起こす

140mg/dL以上➡高コレステロール血症
120～139mg/dL➡境界域高コレステロール血症

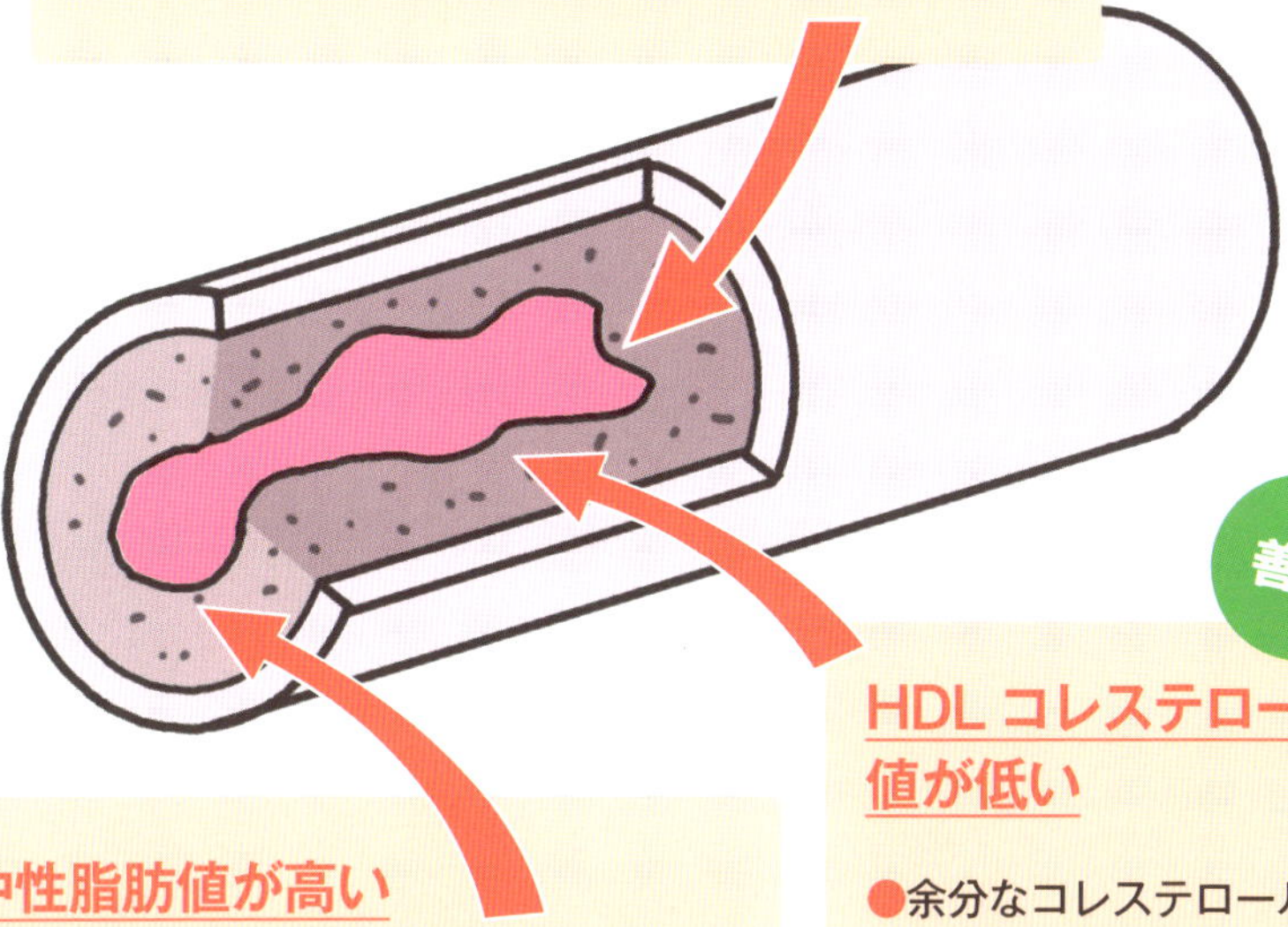

善玉

HDLコレステロール値が低い

●余分なコレステロールを回収する働きが弱くなる

40mg/dL未満
➡低HDLコレステロール血症

中性脂肪値が高い

●動脈硬化を間接的に進める

150mg/dL以上
➡高トリグリセライド血症（空腹時採血）

175mg/dL以上
➡高トリグリセライド血症（随時採血）

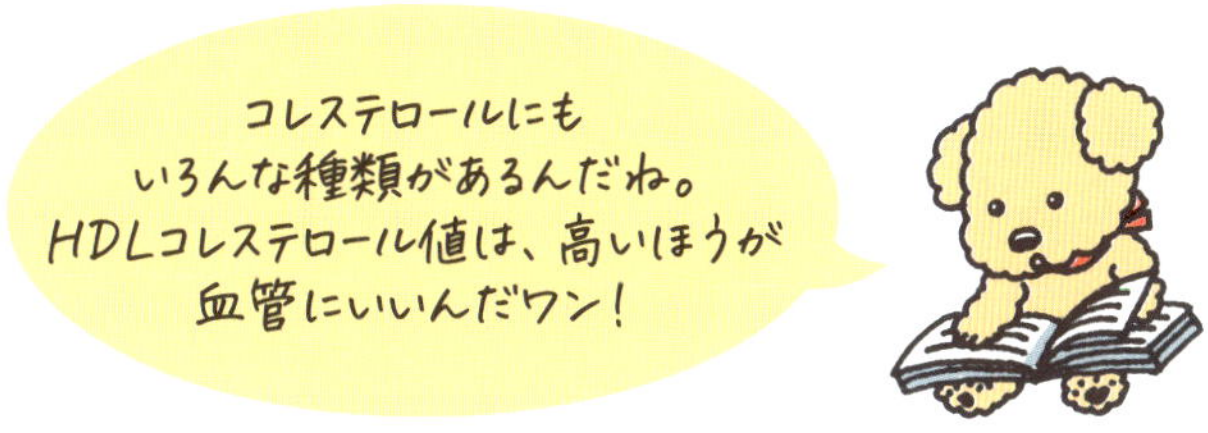
コレステロールにも
いろんな種類があるんだね。
HDLコレステロール値は、高いほうが
血管にいいんだワン！

高血糖は血管にダメージを与える

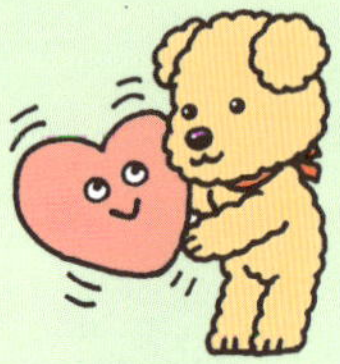

血糖値を下げるインスリンが働かなくなると危険

ご飯やパンなどの炭水化物をとると、体内で消化吸収され、「血糖（血液中のブドウ糖）」となります。血糖は重要なエネルギー源として、筋肉や脂肪に取り込まれます。**この取り込みを助けるのが「インスリン」というホルモンで、血糖値を一定の範囲にコントロール**しています。

しかし、インスリンの分泌が少なくなったり、効きが悪くなったりすると、高血糖状態が続き、放置するといずれ全身の血管がボロボロになります。これが糖尿病です。

細い血管から太い血管まで全身の血管をダメにする

高血糖で細い血管が障害されることで起こるのが網膜症、腎症、神経障害です。網膜症から失明に至ったり、腎症が進行して透析が必要になることも少なくありません。

高血糖で太い血管が傷つけられると、動脈硬化を促進し、心筋梗塞や脳梗塞を引き起こします。インスリンの働きの低下には遺伝的要因も関与しますが、大半は食べすぎや飲みすぎ、運動不足などの生活習慣が原因。**血管を守るためには、血糖値をしっかり管理していく必要があります。**

インスリンの働きと血管へのダメージ

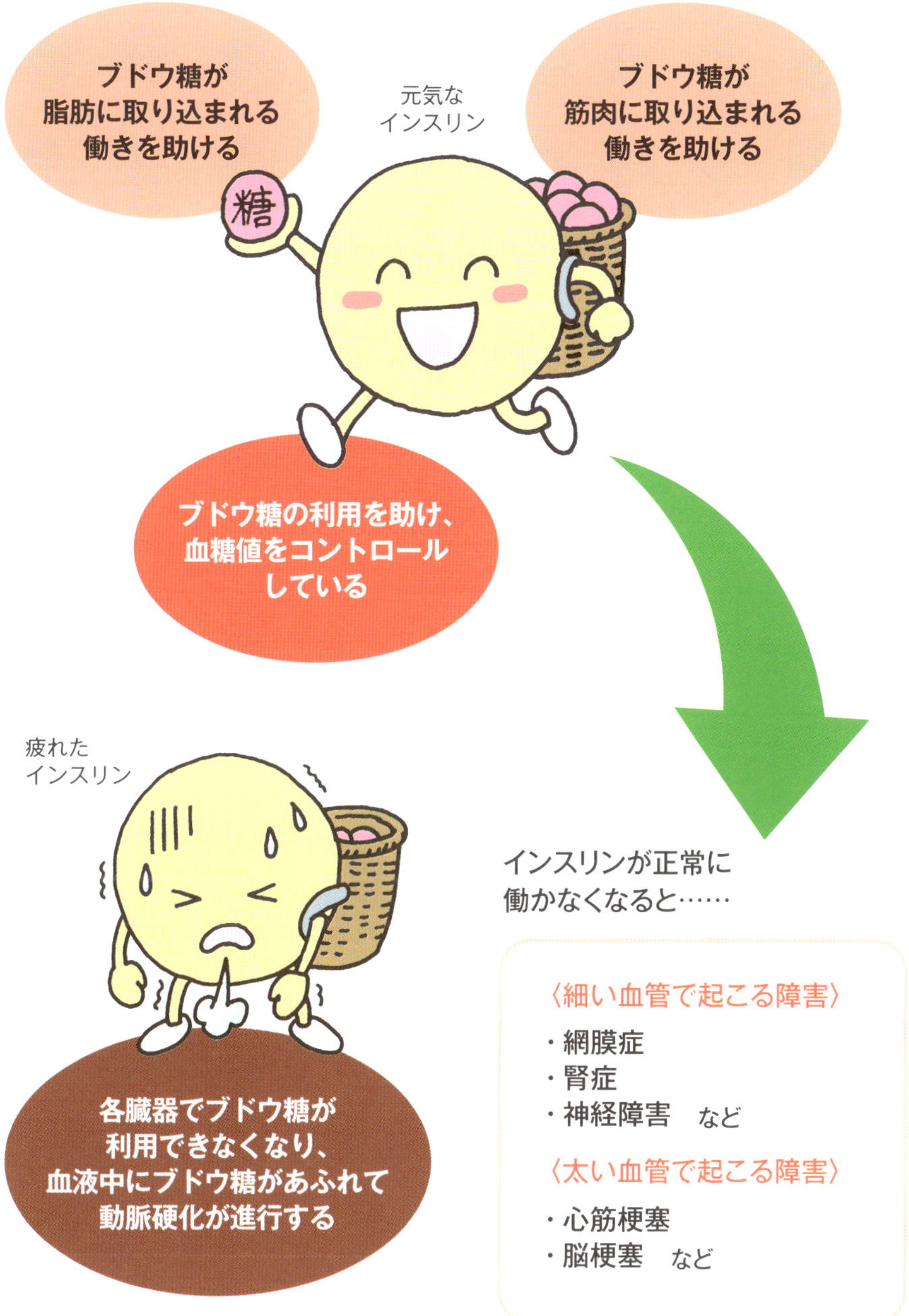

喫煙・肥満は万病のもと！

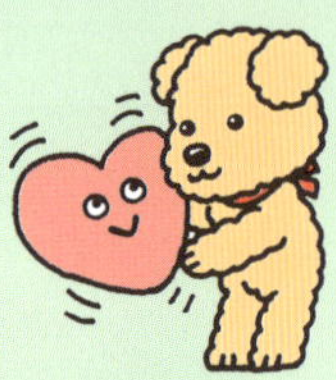

たばこの煙は有害物質だらけ。喫煙は、百害あって一利なし

たばこの煙には２００種類以上の有害物質が含まれているのを知っていますか？

代表的なのがニコチン、タール、一酸化炭素の３つ。血流を阻害し、動脈硬化を促進するほか、血圧や心拍数を上昇させる作用もあります。**心臓や血管にダメージを与え、さまざまな病気の死亡リスクを高めるので、喫煙習慣のある人はすぐにでも禁煙しましょう**。特に心臓病の既往歴がある人は必須条件です。吸いたくなったときは水分をとる、運動する、喫煙の害を思い出すなどで、やり過ごします。飲み会に行かないなど、喫煙したくなる環境を避けるのも有効です。

「内臓脂肪型肥満」は、特に要注意！あらゆる病気につながっている

肥満で特に問題なのが内臓脂肪型肥満。脂質異常症、高血圧、高血糖などを招きやすいことがわかっています。**内臓脂肪型肥満にこれらの生活習慣病が重なった状態を「メタボリックシンドローム（通称メタボ）」**といいます。それぞれは軽症でも、**メタボになると心筋梗塞や脳梗塞のリスクが一気に高まります**。リスク回避のためにも、積極的に肥満改善に取り組む必要があります。

肥満のレベルがわかる「BMI」

$$\text{BMI} = \frac{\text{体重 (kg)}}{\text{身長 (m)} \times \text{身長 (m)}}$$

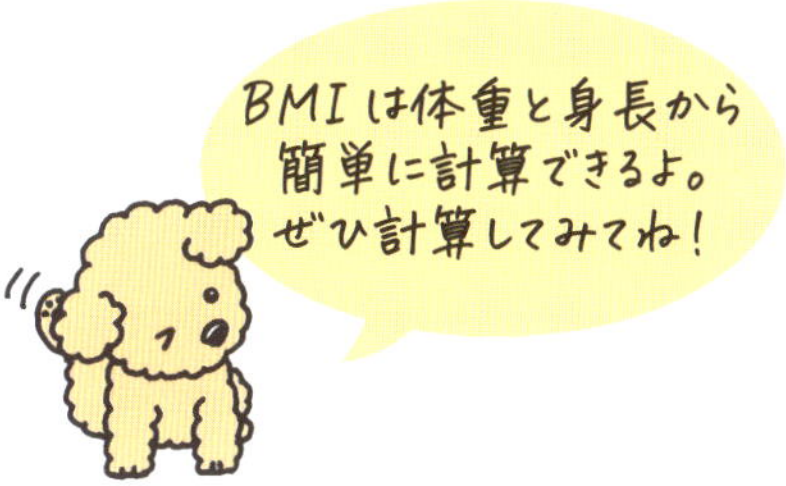
BMIは体重と身長から
簡単に計算できるよ。
ぜひ計算してみてね！

〈身長160cm、体重72kgの人の場合〉

$$\frac{72\,(\text{kg})}{\underbrace{1.6\,(\text{m}) \times 1.6\,(\text{m})}_{2.56}} = 72 \div 2.56 = \boxed{28.125}$$

BMI 28.125

BMI＝25以上が肥満となる

- 肥満（1度）　25以上、30未満
- 肥満（2度）　30以上、35未満
- 肥満（3度）　35以上、40未満
- 肥満（4度）　40以上

メタボリックシンドロームとは

内臓脂肪型肥満に、脂質異常症、高血圧、高血糖のうち2つ以上をあわせもった状態を、メタボリックシンドロームと呼ぶ。各危険因子は軽症でも、心筋梗塞や脳梗塞のリスクが飛躍的に高まる。

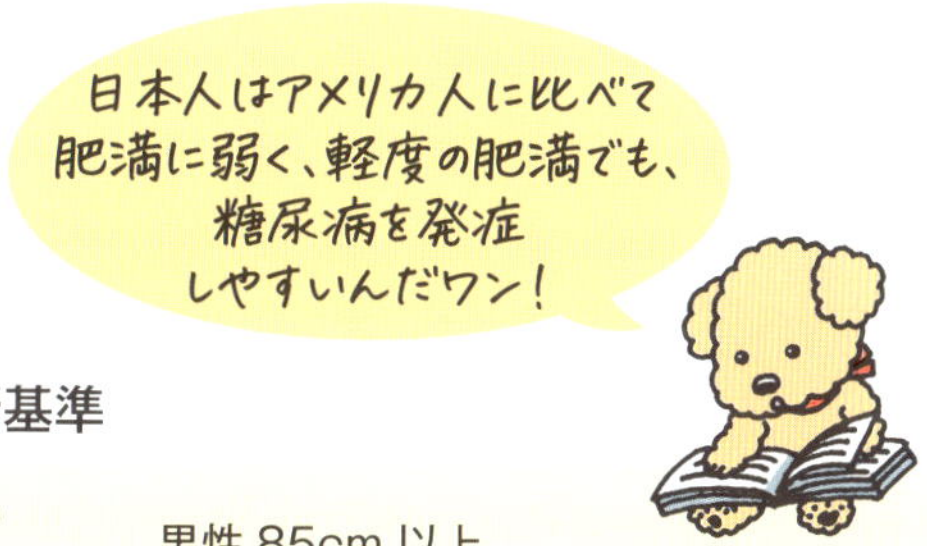
日本人はアメリカ人に比べて
肥満に弱く、軽度の肥満でも、
糖尿病を発症
しやすいんだワン！

●メタボリックシンドロームの診断基準

必須項目	内臓脂肪型肥満である ウエスト周囲径 →	男性85cm以上 女性90cm以上
選択項目 3つのうち2項目以上	1 脂質異常症である →	中性脂肪150mg/dL以上または HDLコレステロール40mg/dL未満
	2 高血圧である →	収縮期血圧　130mmHg以上または 拡張期血圧　85mmHg以上
	3 高血糖である →	空腹時血糖が110mg/dL以上

（厚生労働省「e-ヘルスネット メタボリックシンドロームの診断基準」より一部改変）

Q9

ゾウの心臓は、一生のうちに
7～12億回も拍動しています。
人間の心臓は一生のうちおよそ何回
拍動しているでしょうか。

A　5～10億回

B　12～18億回

C　20～25億回

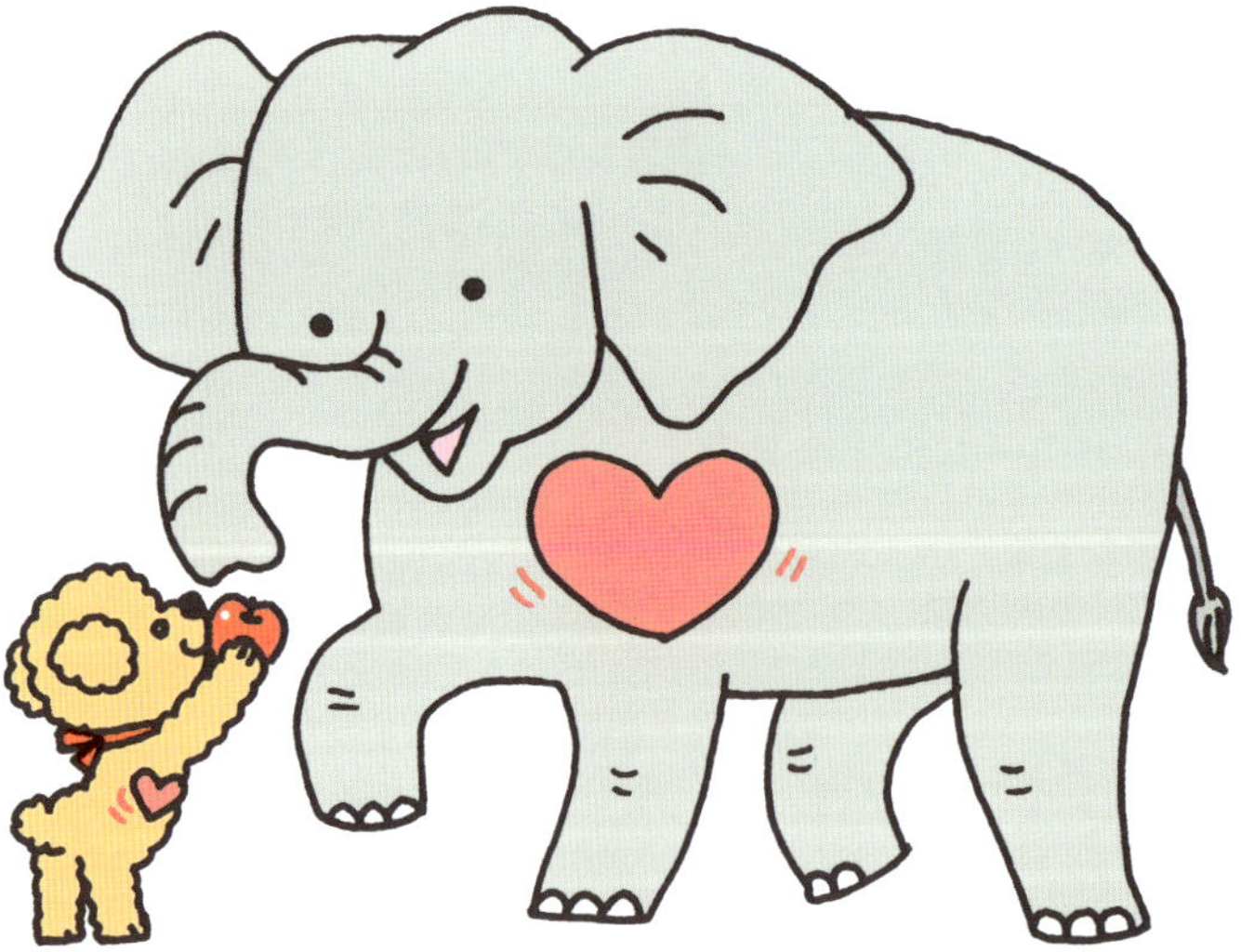

習慣≫9

健康チェックで心臓と向き合う

命の要、「心臓」の状態を把握する

答え C

基本的に哺乳動物は体が大きくなるほど、心拍数が少なく、寿命が長くなることが知られている。そのため、人間はゾウよりも心拍数が多い。ただし、寿命は長い。

むくみ・指輪っかテストで変化を見る

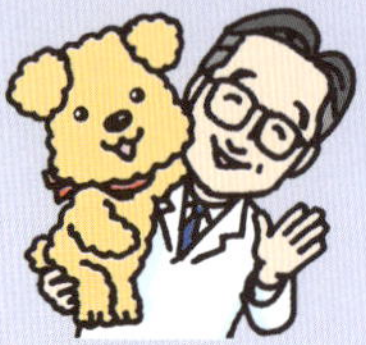

朝の〝むくみチェック〟で心臓の元気度がわかる

「むくみ」とは、皮膚の下に水分がたまって腫れぼったくなった状態をいいます。歩きっぱなしで夕方に足がむくんだというのは、一時的なものなので心配はいりません。**問題は「朝」に出るむくみ。これは心不全のサインの可能性**があります。

心不全で全身に十分な血液が送れなくなると、腎臓に流れる血液量も減ります。すると、尿量が減少するために体内に余分な水分がたまり、朝からむくみが起こってくるのです。

心筋梗塞の既往歴がなくても、高血圧などの生活習慣病から心不全を招くケースが増えています。朝のむくみチェックを習慣にしましょう。

筋肉の衰えは心臓にも悪影響。ふくらはぎでチェックしよう

もうひとつ、定期的にチェックしておきたいのが筋肉です。**筋肉が著しく衰える「サルコペニア」をほうっておくと、やがて心臓を含めた全身の機能が低下**していきます。要介護状態や寝たきりのリスクが高まる「フレイル」に陥ることも。

筋肉は、気づかないうちに衰えていることが多いものです。毎月1回*、指輪っかテストを行うことをおすすめします。

*たとえば、毎月1日といったように日を決めて測定するとよい。

朝 むくみをチェックしよう

すねや足の甲を指で５秒間ギュッと押す。10秒後に指のあとが消えているかどうかを確認する。消えていなければ、かかりつけ医に相談を。

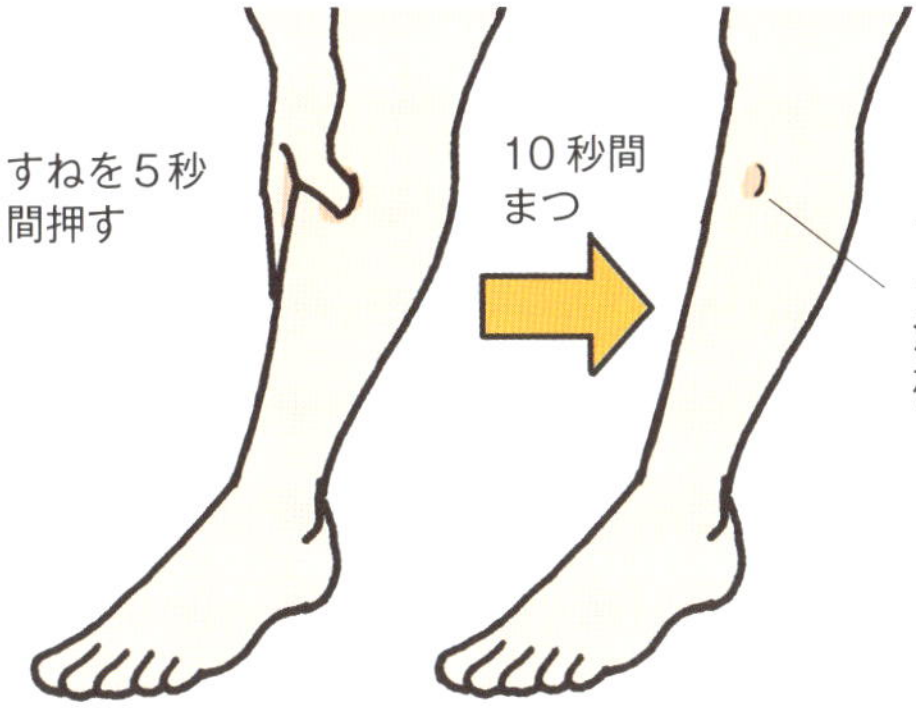
すねを５秒間押す
10 秒間まつ
10 秒後にくぼみが消えているか確認する

指輪っかテストのやり方

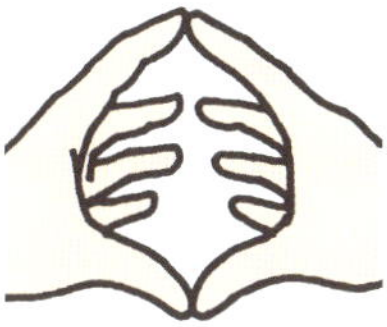

人差し指と親指で指輪っかをつくる

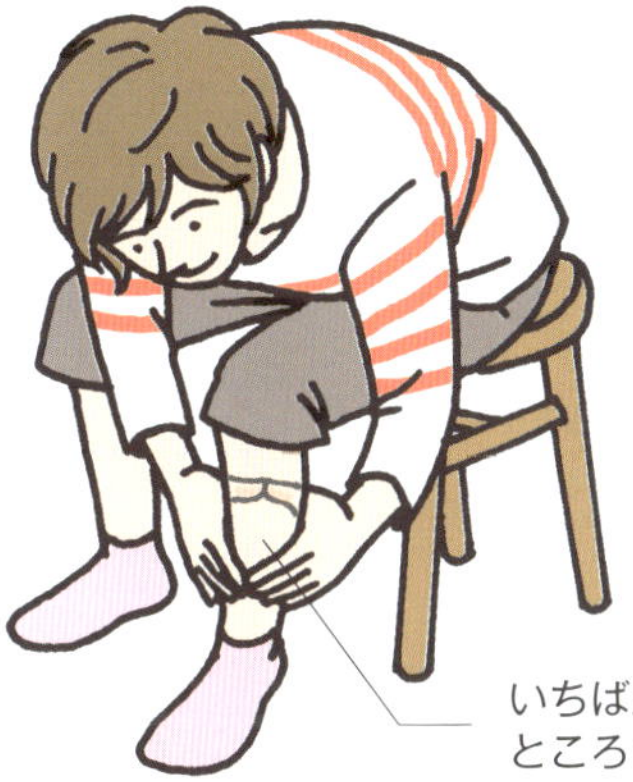
いちばん太いところで測る

いすに座り、ひざは直角になるようにする。ズボンなどはたくし上げ、利き足ではないほうのふくらはぎのいちばん太いところを、人差し指と親指でつくった指輪っかで囲む。

◎ 人差し指がくっつかない

指輪っかでふくらはぎが囲めない人は、筋肉がしっかりついていると考えられる。年を重ねても、この状態を維持できるようにしよう。

○ 人差し指がぴったりくっつく

指輪っかでちょうど囲める人は、筋肉は十分に維持できていると考えられる。ただ、加齢とともに筋肉は衰えていくので、運動は続けていこう。

△ 指輪っかに隙間ができる

ふくらはぎと指輪っかの間に隙間ができる人は、筋肉が衰えており、サルコペニアの危険性が高い。筋トレを習慣づけて、筋力アップをめざして。

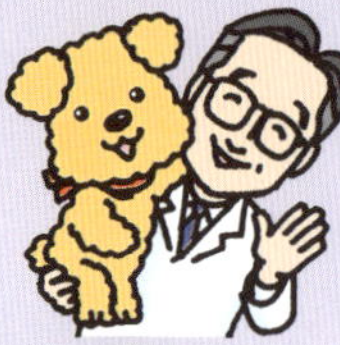

朝食前に血圧・心拍数を測る

自宅で測ることで 普段の血圧が正確にわかる

血圧とは、心臓の拍動で血管にかかる圧力のこと。心臓が収縮したときの血圧が「収縮期血圧（上の血圧）」、心臓が拡張したときの血圧が「拡張期血圧（下の血圧）」です。血圧が高い状態が続くと血管にも心臓にも負担がかかります。

ただ一般には、診察室で血圧を測ると、緊張から、高めに出る傾向があります。なかには普段より低めに出るという人も。**普段の血圧レベルを正確に把握するには、自宅で血圧を測ることが重要**です。あわせて心拍数（脈拍数）もチェックしておきましょう。60～100／回が正常で、高いほど心臓に負担がかかっていると考えられます。

記録することが大事。変化がひと目でわかる

血圧は、いつも一定の条件で測定することが大事です。**朝は「起床後、1時間以内、排尿後、朝食前、降圧薬の服用前」に測定**してください。

測定値はすべて記録しておくと、どういうときに血圧が変動するかがひと目でわかります。本書で紹介した習慣を身につければ、血圧レベルは下がるはず。生活記録表（↓P127）もぜひ活用してください。

血圧の正しい測り方

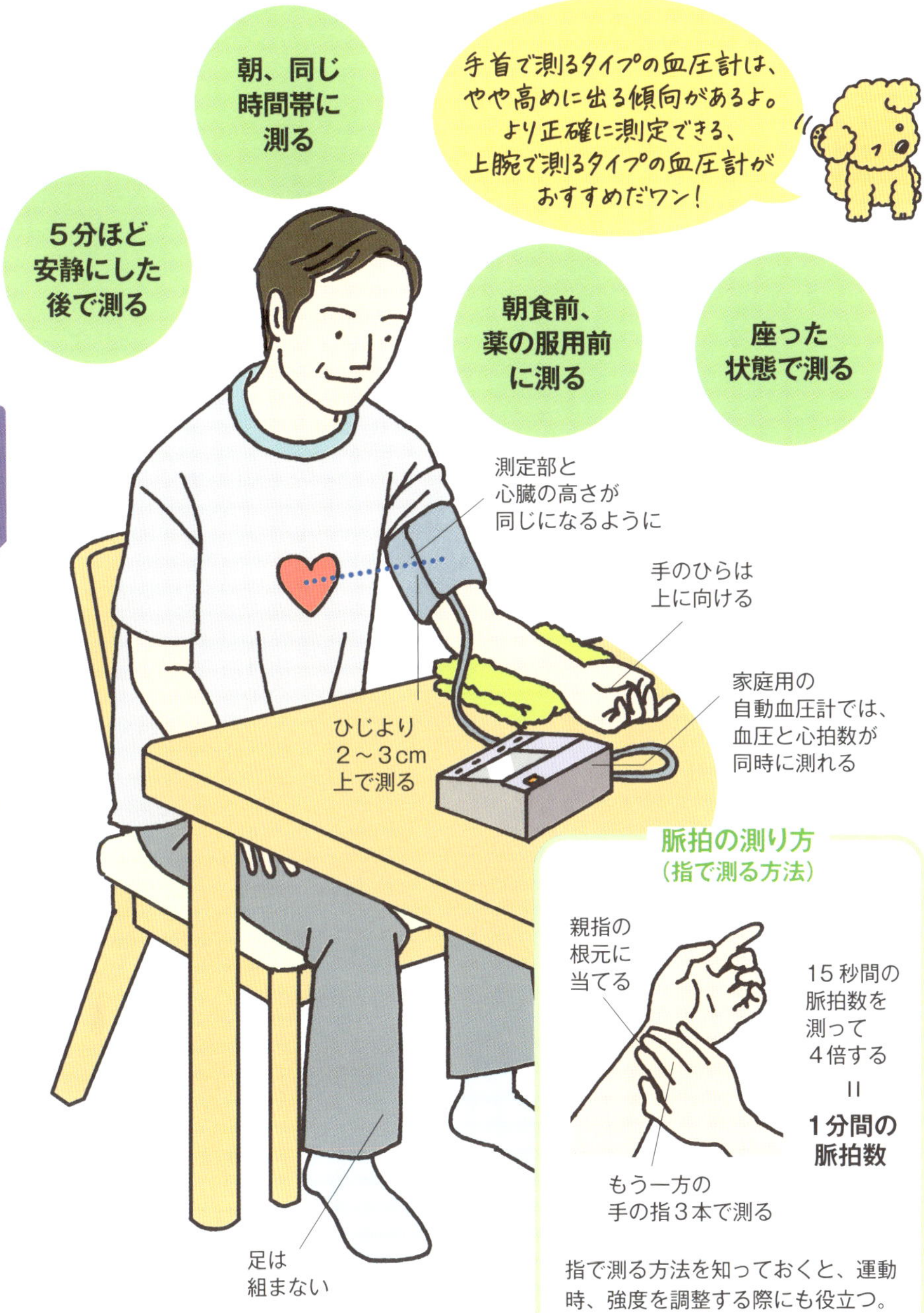

脈拍の測り方（指で測る方法）

指で測る方法を知っておくと、運動時、強度を調整する際にも役立つ。

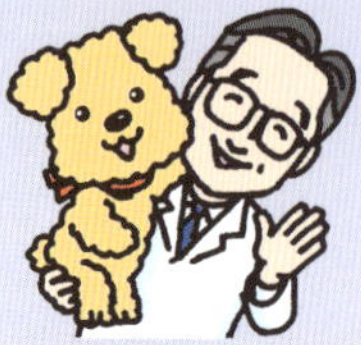

体重の記録がダイエット効果に

先送りにするのはやめよう。ダイエットは生き方そのもの

もしあなたの体重が標準体重をオーバーしているなら、総合内科専門医として、ダイエットを強くおすすめします。「今は忙しいから無理」「まだ病気じゃないから大丈夫」などと先送りにしているうちに、取り返しのつかない事態になってしまう可能性もあります。ダイエット（diet）は、ギリシャ語の「diata（生活様式）」が語源だそう。**何をどのように食べるかは、その人の生き方そのもの**だといっても過言ではありません。生き方を変えられるのは、あなただけです。そろそろ先送りはやめて、ダイエットに取り組むべき年齢です。

記録をつけることで食習慣が客観的に見られる

ダイエット法はたくさんありますが、おすすめは、あれこれ考えずに、**食べたものと体重を毎日記録する**というシンプルな方法です。**しばらく記録をつけたら、内容を振り返ってみましょう**。すると「夜中にラーメンを食べている」「1日に5回もお菓子を食べていた」「肉とご飯しか食べていない」など、ツッコミどころがたくさん見つかるはず。よくない食習慣をひとつずつ改善することで、健康的に体重を減らしましょう。

エネルギー摂取量と消費量のバランス

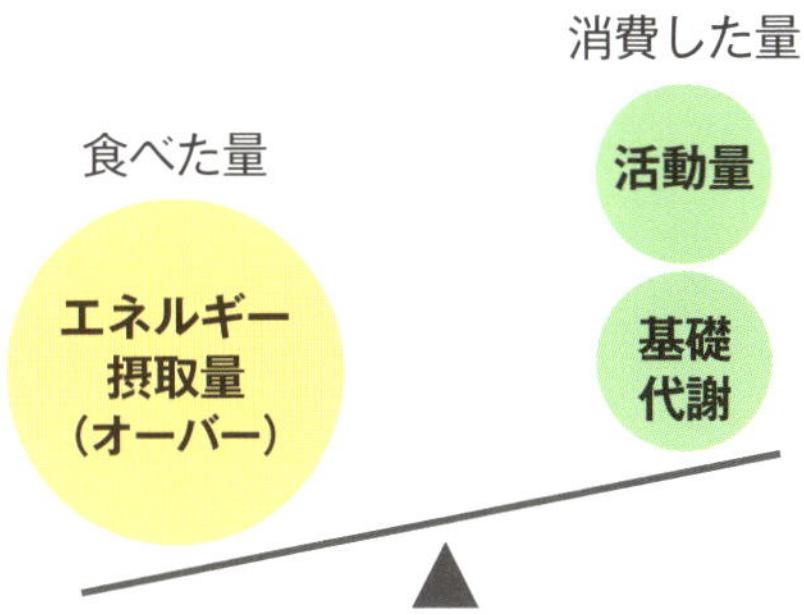

太る

エネルギー消費量には、安静時に消費する基礎代謝量と身体活動で消費する活動量がある。消費した量が少なく、食事で得た摂取量が多ければ、体重は増える。

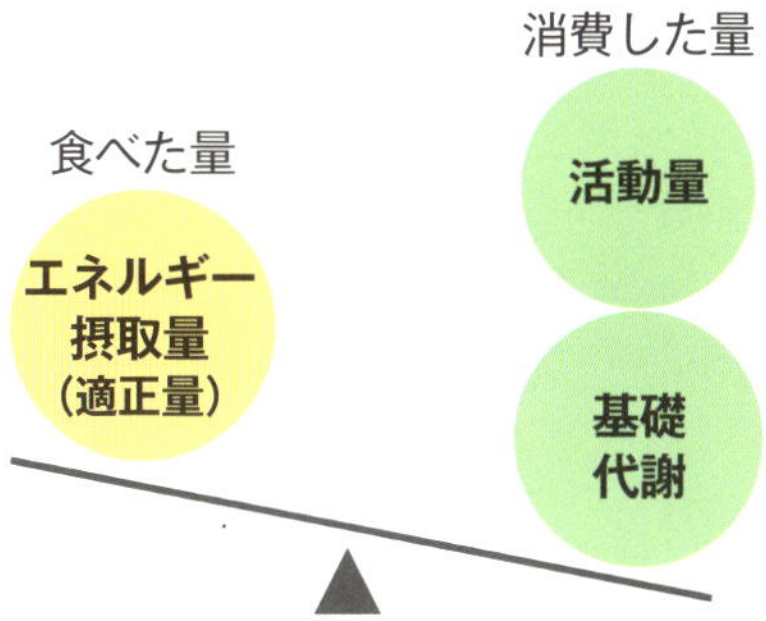

痩せる

エネルギー摂取量より、消費量が多ければ体重は減る。そのための方法は「食事を適正量にする」「筋肉をつけて基礎代謝量を増やす」「活動量を増やす」の３つがある。

●標準体重をめざそう

身長（m）×身長（m）× 22 ＝ 標準体重 　　　　 kg

〈身長 160cmの人の場合〉1.6 × 1.6 × 22 ＝ 56.32kg

空腹を消す５つのヒント

５つのヒントを参考に空腹感を和らげて、食べる量を減らそう。

ヒント1 夕食前に運動をする

運動すると食欲が抑えられる。

ヒント2 水分をしっかりとる

空腹感をいやしてくれる。

ヒント3 食事は何度かに分けて食べる

血糖値を一定に保つことで食欲が抑えられる。

ヒント4 寝る３時間前から何も食べない

消化管をしっかり休ませ、ムダな空腹感を抑える。

ヒント5 お腹が空いたときだけ食べる

空腹でないのに、時間だからという理由で食べない。

月	血圧（mmHg） 脈拍（回／分）	体重（kg）	1日の歩数（歩）	ウォーキング（分）	筋トレ（○/×）	その他の運動（○/×）	1日の体調や食事内容など
16 （　）	／ （　回）	kg	歩	分			
17 （　）	／ （　回）	kg	歩	分			
18 （　）	／ （　回）	kg	歩	分			
19 （　）	／ （　回）	kg	歩	分			
20 （　）	／ （　回）	kg	歩	分			
21 （　）	／ （　回）	kg	歩	分			
22 （　）	／ （　回）	kg	歩	分			
23 （　）	／ （　回）	kg	歩	分			
24 （　）	／ （　回）	kg	歩	分			
25 （　）	／ （　回）	kg	歩	分			
26 （　）	／ （　回）	kg	歩	分			
27 （　）	／ （　回）	kg	歩	分			
28 （　）	／ （　回）	kg	歩	分			
29 （　）	／ （　回）	kg	歩	分			
30 （　）	／ （　回）	kg	歩	分			
31 （　）	／ （　回）	kg	歩	分			

▼生活記録表

月	血圧(mmHg) 脈拍(回／分)	体重(kg)	1日の歩数(歩)	ウォーキング(分)	筋トレ(○/×)	その他の運動(○/×)	1日の体調や食事内容など
1 (　)	／ (　回)	kg	歩	分			
2 (　)	／ (　回)	kg	歩	分			
3 (　)	／ (　回)	kg	歩	分			
4 (　)	／ (　回)	kg	歩	分			
5 (　)	／ (　回)	kg	歩	分			
6 (　)	／ (　回)	kg	歩	分			
7 (　)	／ (　回)	kg	歩	分			
8 (　)	／ (　回)	kg	歩	分			
9 (　)	／ (　回)	kg	歩	分			
10 (　)	／ (　回)	kg	歩	分			
11 (　)	／ (　回)	kg	歩	分			
12 (　)	／ (　回)	kg	歩	分			
13 (　)	／ (　回)	kg	歩	分			
14 (　)	／ (　回)	kg	歩	分			
15 (　)	／ (　回)	kg	歩	分			

運動しない日があっても大丈夫。また再開すればいいんだよ！

月	血圧 (mmHg) 脈拍（回／分）	体重 (kg)	1日の 歩数（歩）	ウォーキング（分）	筋トレ (○/×)	その他の運動 (○/×)	1日の体調や 食事内容など
16 (　)	／ (　回)	kg	歩	分			
17 (　)	／ (　回)	kg	歩	分			
18 (　)	／ (　回)	kg	歩	分			
19 (　)	／ (　回)	kg	歩	分			
20 (　)	／ (　回)	kg	歩	分			
21 (　)	／ (　回)	kg	歩	分			
22 (　)	／ (　回)	kg	歩	分			
23 (　)	／ (　回)	kg	歩	分			
24 (　)	／ (　回)	kg	歩	分			
25 (　)	／ (　回)	kg	歩	分			
26 (　)	／ (　回)	kg	歩	分			
27 (　)	／ (　回)	kg	歩	分			
28 (　)	／ (　回)	kg	歩	分			
29 (　)	／ (　回)	kg	歩	分			
30 (　)	／ (　回)	kg	歩	分			
31 (　)	／ (　回)	kg	歩	分			

▼生活記録表

月	血圧(mmHg) 脈拍(回／分)	体重(kg)	1日の歩数(歩)	ウォーキング(分)	筋トレ(○/×)	その他の運動(○/×)	1日の体調や食事内容など
1 (　)	／ (　回)	kg	歩	分			
2 (　)	／ (　回)	kg	歩	分			
3 (　)	／ (　回)	kg	歩	分			
4 (　)	／ (　回)	kg	歩	分			
5 (　)	／ (　回)	kg	歩	分			
6 (　)	／ (　回)	kg	歩	分			
7 (　)	／ (　回)	kg	歩	分			
8 (　)	／ (　回)	kg	歩	分			
9 (　)	／ (　回)	kg	歩	分			
10 (　)	／ (　回)	kg	歩	分			
11 (　)	／ (　回)	kg	歩	分			
12 (　)	／ (　回)	kg	歩	分			
13 (　)	／ (　回)	kg	歩	分			
14 (　)	／ (　回)	kg	歩	分			
15 (　)	／ (　回)	kg	歩	分			

毎日記録すると、血圧や体重の変化が実感できるよ！

監修 上月正博（こうづき・まさひろ）

東北大学名誉教授。山形県立保健医療大学理事長・学長。医学博士。日本心臓リハビリテーション学会名誉会員、総合内科専門医、腎臓専門医、高血圧専門医、リハビリテーション科専門医。1981年東北大学医学部卒業。東北大学大学院内部障害学分野教授、東北大学病院リハビリテーション部長、同障害科学専攻長、同先進統合腎臓科学教授を歴任。2022年より現職。2011年より日本腎臓リハビリテーション学会理事。2018年には心臓や腎臓の分野で貢献した科学者に贈られる国際的な賞「ハンス・セリエメダル」、2022年には「日本腎臓財団功労賞」を受賞するなど、その功績は国内外で高く評価されている。著書に『弱った心臓を元気にする方法　心臓リハビリメソッド』（アスコム）、『腎機能　自力で強化！　腎臓の名医が教える最新1分体操大全』（文響社）など多数。

参考文献
上月正博著『弱った心臓を元気にする方法　心臓リハビリメソッド』（アスコム）
上月正博著『「安静」が危ない！1日で2歳も老化する！』（さくら舎）
上月正博著『幸せと元気をよぶ「らくらく運動」』（晩聲社）
上月正博著『心臓を長持ちさせる　東北大式ゆる筋トレ』（マキノ出版）
上月正博著『名言で心と体を整える』（さくら舎）
上月正博・伊藤修・原田卓編集『患者さんのための心臓リハビリ入門 第3版』（中外医学社）

STAFF
本文イラスト…秋田綾子
本文デザイン…工藤亜矢子
校正…遠藤三葉
編集協力…寺本 彩、オフィス201（奥村典子）
編集担当…ナツメ出版企画（横山美穂）

本書に関するお問い合わせは、書名・発行日・該当ページを明記の上、下記のいずれかの方法にてお送りください。お電話でのお問い合わせはお受けしておりません。
・ナツメ社webサイトの問い合わせフォーム　https://www.natsume.co.jp/contact
・FAX（03-3291-1305）　・郵送（下記、ナツメ出版企画株式会社宛て）
なお、回答までに日にちをいただく場合があります。正誤のお問い合わせ以外の書籍内容に関する解説・個別の相談は行っておりません。あらかじめご了承ください。

心臓《しんぞう》が喜《よろこ》ぶ9つの習慣《しゅうかん》　老化《ろうか》を予防《よぼう》し若返《わかがえ》る！

2025年5月7日　初版発行

監修者　上月正博《こうづきまさひろ》
発行者　田村正隆
発行所　株式会社ナツメ社
東京都千代田区神田神保町1-52　ナツメ社ビル1F（〒101-0051）
電話 03-3291-1257（代表）　FAX 03-3291-5761
振替 00130-1-58661
制　作　ナツメ出版企画株式会社
東京都千代田区神田神保町1-52　ナツメ社ビル3F（〒101-0051）
電話 03-3295-3921（代表）
印刷所　ラン印刷社

ISBN978-4-8163-7710-5
Printed in Japan

＊定価はカバーに表示してあります
＊落丁・乱丁本はお取り替えします